ポーズの前にこころのヨガを

ヨガは天《そら》のめぐみ

岡本侑子
OKAMOTO YUKO

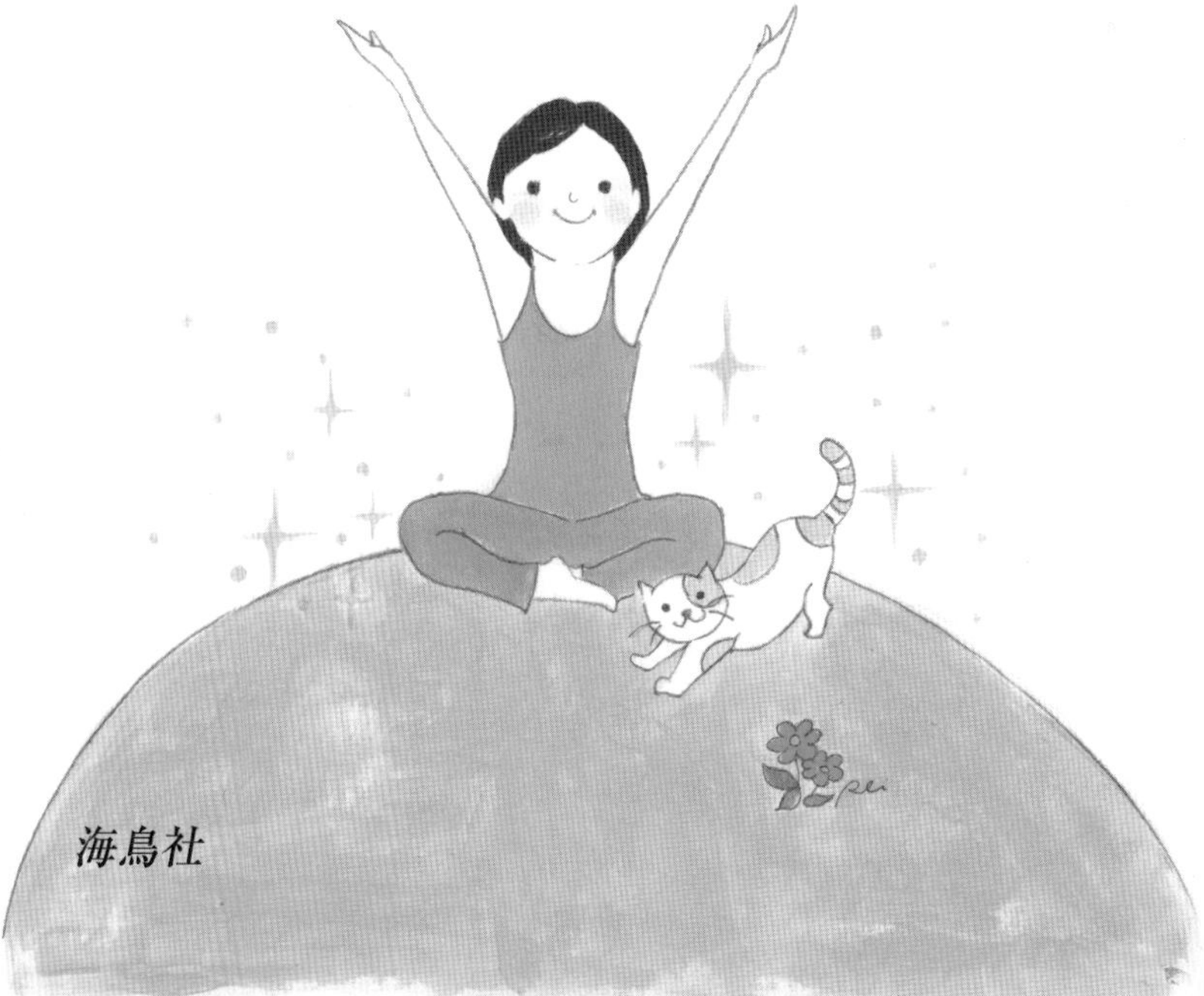

海鳥社

本扉装画・熊谷玲

発刊に寄せて

桟　比呂子

中間市《なかま》（福岡県）の団地の一角に、「香旬市場《こうしゅんいちば》」がオープンして十六年と聞いて、感慨深いものがありました。はじめてその店でオーガニック・カレーを食べたときの、食材の新鮮さと若い彼女たちの春柔《しゅんじゅう》の輝きを思い出しました。ドアを押して店に入ると自然食品の品々が並び、その奥は二十人ほど座れるレストランになっていました。店内は、床も天井も杉材のぬくもりに包まれ、ほっこりした優しさに満ち満ちていたのを覚えています。

彼女たちはヨガを通して、人も地球も化学物質に蝕まれていく現状に危機感を抱き、このまま傍観してはいけない、自分たちにできることは何かを考え、食や環境の大切さをたくさんの人に伝えていこうと、「いつも人や地球の健康を考える店」をオープンしたとのことでした。

私が食品の安全に関心を持ったのは、昭和四十三（一九六八）年に西日本一帯を震撼《しんかん》させたＰＣＢによるカネミ油症事件がきっかけでした。被害者一万三千人余、死者四十人を超える一大食品公害となりました。そのとき一歳と三歳の子を持つ新米主婦の私は、店頭に並ぶ食品を疑うこともなく買い求め、調理して家族に食べさせていたのです。まさか合成化学物質のＰＣＢが混入しているなど、消費者が気づくことができたでしょうか。油症被害は皮膚症状にとどまらず、肉体を蝕み、人生を奪い、子孫にまで影響を及ぼし、そして何より食品公害の恐怖は治療法がなく、元の体に戻れないことでした。

「人間にとって一番大切なものは何ですか？」

「それは、命です」

と、誰もが答えていたように思います。

ところがいつの頃からか、国や企業だけでなく市井の人々まで、「経済（カネ）」と叫ぶのを聞いて愕然としました。企業はもっと儲けたい、消費者はもっと安いものが欲しい。もっともっともっと、と口にするたびに、命が危険にさらされていくようで、背筋に冷たいものが走るのです。私は四十年前、拙著『化石の街　カネミ油症事件』（労働経済社）の中で、被害者の老人に、

「……考えてみりゃあ、人間ちゃ愚かなもんばい。自分の作ったもんで、しまいにゃ滅びて行くとじゃろう……」

とつぶやかせましたが、いまも同じ思いがよぎり、虚しさをおぼえることが多々あります。そんなとき、彼女たちの笑顔が浮かんでくるのです。私たちの命の砦となって、日々リサーチを怠らず、安全な食を届けようと奔走している人たちがいる。ここで絶望したら負けだと、踏ん張っている彼女たちの姿に励まされるのです。

この度、彼女たちの活動の原点であるヨガの話や、開業までのふたりの奮闘ぶりなどまとめて、一冊の本にされました。一口に十六年といっても、その間にどれほどのきびしさと悦びを体験されたことでしょう。私たちもその体験を共有し、今日よりも明日がきっとよい世の中になることと信じて、「香旬市場」の灯を守っていきたいと願っております。

ご出版を心よりお祝い申し上げます。

平成二十八年八月吉日

（かけはし・ひろこ／ノンフィクション作家・劇作家）

はじめに

今やヨガは大変なブームです。いや「ブーム」と言うよりも、美容や健康のためのエクササイズとして世の中に完全に「定着した」と言っても過言ではないでしょう。日本のヨガ人口は一九九〇年代では数万人にすぎなかったのですが、二〇一〇年には一〇〇万人を超え、二〇一五年で三五〇万人を突破。世界で見るとアメリカでは、なんと三六〇〇万人、ヨーロッパ全土では一億人とも言われています。本家インドでは、二〇一六年のユネスコ無形文化遺産にヨガの登録をめざす運動も起きています。火付け役のハリウッドスターやスーパーモデル、日本の芸能人にも、長い間ヨガをライフスタイルにして美や健康を保っている人が多いようです。

このような状況を見るだけでも、「どうもヨガは良いらしい」ということはわかります。では、「ヨガをライフスタイル（自分の生き方）にする」とはどういうことなのでしょうか。

私たちは、三次元の世の中、地球という物体（形）の上に物体として存在していますが、その物体である肉体を、心や精神・意識や思考といった形のない異次元のものでコントロールしながら生きています。物が溢れ返っている資本主義優勢の現代は、どうも心が物や金に引きずられている物欲の世の中になってしまっているようです。ヨガのテーマのひとつである「心と体のバランス」から大きくかけ離れてしまっています。物体や物質の世界に生きていながらも、今こそ目に見えない心や精神・意識や思考を正しく持つこと、「こころのヨガ」が大切だと思います。

書店にはヨガの人気と共に、座法（ポーズのやり方）・呼吸法・瞑想法などヨガ関連の書籍がたくさん置かれています。本書は、ポーズなどの「形」の話は横に置き、ヨガのライフスタイルとはどういう精神や思考で成り立つのか、「こころのヨガ」を語っています。1章では日常生活を送るなかで見聞きしたこと、感じたこと、疑問に思ったこと、なかには怒りも……ひとりのヨギーナ（ヨガをする女性）として書き綴った「メッセージ」です。2章は相棒である篠澤瑤《しのざわよう》と伴にヨガのライフスタイルを確立せんがため悪戦苦闘した二十五年に及ぶノンフィクション物語です。

ヨガをライフスタイルにすると、このような思考（ヨガ的思考）になり、心も体も健康でストレスのない人生に近づくことができる。……という私も未熟な修行者のひとりですので、そう完璧にはいかず恥ずかしいことも多々ありますが、本書には未熟ながらもヨガの修行者として精一杯生きていたら、神仏の領域をも引き寄せ奇跡を起こすことができたという体験談やヒントも隠されています。

最後に、本書の発刊にあたりこの場をお借りしまして……。

八年前、「あなたにできる事は、ヨガの指導や、店での営業の他にもなにかあるはずです。表現しなさい」と、最初に背中を押して下さった、恩師の梯《かけはし》了《あき》予《よ》先生。「書きなさい」「本にしなさい」と、お目にかかる度に温かいアドバイスを添えて応援して下さった、作家の桟比呂子先生。右も左もわからない未熟な私に、プロフェッショナルな目線で厳しくそして根気強く「本当の本造り」へと導いて下さった、海鳥社の柏村美央女史。

そして、「走り書き」から始まり長い年月を経て「本」になるまで、常に励まし支えてくれた相棒の篠澤瑤殿。

ひとりでも揃わなければ本書は存在しなかったでしょう。私自身も人として、ヨガの指導者としての成長もなかったでしょう。

心よりお礼申し上げます。ありがとうございました。

けんこうヨガマイマイクラブ主宰
香旬市場店長
岡本　侑子

◆目次◆

第1章　ヨガ的思考で生きているとついつい言いたくなること

ヨガは、インド古代からの伝統ある貴重な贈り物である。それは心と体の統一をもたらし、人間と自然との調和、健康と幸福への総合的なアプローチとなる。さらに私たちのライフスタイルを変え、意識を高め、幸福をもたらすものである。

インド首相　ナレンドラ・モディ

二〇一四年九月　国際連合総会にて

このときのナレンドラ首相の提案により、六月二十一日が「国際ヨガの日」に制定されました。

第1章

ヨガ的思考で生きていると ついつい言いたくなること

ヨガってな〜に

友人とヨガ講座を開講して四半世紀を超えようとしている。オウム真理教事件が起きたときは白い目で見られたこともあったヨガだが、その後のヨガブームに乗って今はおかげさまで盛況だ。

しかしなぜ、皆ヨガをやりたがるのだろうか？　ひと月に何度かヨガスタジオに通えば、健康で美しくなれると思っているのなら少し違うかもしれない。ポーズだけをするのならストレッチや体操講座でいい。呼吸を調《ととの》えたければボイストレーニングや武道でいい。瞑想をしたければ禅宗の御堂で座禅を組めばいい。

ヨガは奥が深い。単なる健康法ではない。道徳や倫理の実践で心や精神を調え、ポーズで身体や血液の循環（血循）を、呼吸や正しい食で気や血液の質を、瞑想で精神を統一し潜在意識を調える。さらに神仏の領域とも言える、摩訶不思議《まかふしぎ》な「三昧《ざんまい》（解脱《げだつ》・悟り）」という究極の世界に至る。とは言いながら、世界中でこの「三昧」の境地に達しているヨギ（ヨガの修行者）はどれほどいるのだろう。私自身ヨガの指導者でありながら「本当にいるのだろうか？」と思ってしまう。誠に恥ずかしいが、ヨガの悟りの境地に達するには、すべてにおいてまだまだ未熟者なのだ。しかしだからと言って、ヨガのポーズや呼吸法は決して難しいことじゃあない。まず年齢制限がない。はじめはイタ気持ち良いところでポーズと腹式呼吸をしていけばいい。肩こりや頭痛、仮になにかの病気を患っていても、そんな自分と向き合いながら、徐々に食生活も正しつつ地道にやっていけば、あるとき随分改善していることに気づく。体がカタイだのヤワラカイだの関係ない。簡単カンタン。

さらにそのうち、ヨガは衣食住に関わることはもちろん、人が生きていく上で必要なことをすべて教えてくれていることにも気づくだろう。ヨガ的ライフの始まりはじまり〜だ。生きていれば、つらい仕事・苦しい人間関係・悲しい別れなどはついてまわるもの。ヨガ的思考を習得すると、自分自身の心や精神をもコントロールできるようになり、他人に頼らず自分自身で乗り越え、解決できるようになる。

「ヨガ」という言葉を日本語に訳すと「結ぶ」とか「調和する（バランス）」という意味である。何となにを調和させるのか。それは「大宇宙（自然）と小宇宙（自分）」「肉体と精神」「目に見える物と見えない物」「陰と陽」など対極にあるものだ。それが宇宙（世の中）の法則であり、ヨガのテーマなのだ。

大宇宙によって創られた地球。さらに海や山という自然が育まれ、その延長線上に小宇宙とも言われる人間がいるのだから、星の動きや月の満ち欠けに合わせた生活習慣、さらに自然環境を守り、旬の物や自然の物をいただくといった「自然に寄り添う生き方」こそが、すべての調和につながり、ストレスのないベストな生き方となる。ヨガのライフスタイルは、究極的には「人として健全に寿命をまっとうする」ための方法論なのである。世界中の人々がこのような生き方をすれば、どれほど平和で美しい世の中になるだろう。

自然に逆らわない生活を基本に、心と体のバランスをとっていくこと。ヨガは奥深いが、「山の神」「海の神」「田んぼの神」……と、あらゆる場所や物に神様や魂が宿っていると考え、目に見える万物も目に見えない万物も大切にしてきた日本民族に、とても適した教えとも言える。

さて、ヨガが魅力的か難しいか面倒くさいかは、本人の価値観次第かな。

ヨガ哲学の経典「ヨーガ・スートラ」から「ヨガの八支則《しそく》」（アシュターンガ）

1　禁戒（ヤマ）……してはならないこと

①非暴力（アヒムサ）

他者に対する身体的な暴力や、言葉での暴力・陰口はもちろん、無理をして自分自身の体や心を傷つけてはいけない。たとえ虫けらでも他者や自分への愛を忘れてはいけない。不殺生の教え。

②嘘をつかない（サティア）

他者や自分自身に対して正直であること。不正直は嘘の人生を送ることに等しい。

③盗まず（アステーヤ）

物品はもちろん、他者の心（マインドコントロール）や喜びや、大切な時間を盗んではいけない。盗まず与えることが大切。

④禁欲（ブラフマチャリア）

性欲・食欲……と欲望のままに生きるのではなく、節操を（適度に）守って生きなければならない。

⑤不貪（アパリグラハ）
あれもこれも貪らない。執着せず分け与える。つまり心を貧しくしてはいけない。

2 勧戒（ニヤマ）……するべきこと

①清浄（サウチャ）
身の周りはもちろんのこと、自分自身の体の表面や体内も清潔を保ち汚さない。不浄は必ず生きざまに現れる。
②知足（サントーシャ）
現状を素直に謙虚に認め、満足し足りていることを知り、感謝し平常心で過ごす。
③苦行（タパス）
どのような辛い状況でも立ち向かい乗り越える強い心、仕事や勉強や修行を飽きずに続けまっとうする強い心を持つ。
④読誦（スヴァディアーヤ）
一生勉強一生学習し、寿命を迎えるまで成長し続ける。
⑤自在仏祈念（イシュヴァラ・プラニダーナ）

神仏を信じ大宇宙（自然）と調和する。良いことも悪いことも自分自身が引き寄せていることを自覚し受け入れる。自身のなかに存在する神仏を信じ、良心から目を逸らさず謙虚に生きる。

3 座法（アサナ）……ポーズのこと

骨格・筋肉・皮膚・内臓器官・血循を調える。ヨガの起源から現在に至るまで、約8万4千種類ものポーズが創られて続けていると言われているが、個人的にも一般のヨガ講座でも、代表的なアサナをせいぜい20種類～100種類、レッスンするくらいが実情だろう。

大まかに座法・前屈・反り・ねじり・体側面・逆立ち・頸椎・バランス・弛緩法などの形態に区分でき、それぞれの形態にたくさんのポーズが存在し、ひとつひとつに効能がある。その代表的なポーズ（日本語名）は、以下のとおり。

座　法……主な効能、骨盤の矯正。「安楽座」「蓮華座」など。
前　屈……主な効能、胃腸の強化。「白鳥のポーズ」「前屈のポーズ」など。
反　り……主な効能、肺臓強化。「コブラのポーズ」「ネコのポーズ」など。

ねじり……主な効能、脊髄矯正。「ワニのポーズ」「ハトのポーズ」など。
体側面……主な効能、肝臓強化。「遮断機」「つりばり」など。
逆立ち……主な効能、血循良好。「逆《ぎゃく》さか立ち」「三点倒立」など。
頸　椎……主な効能、視力回復。「スキのポーズ」「ウサギのポーズ」など。
バランス……主な効能、集中力強化。「クジャクのポーズ」「V字」など。
弛緩法……主な効能、精神安定。「金魚法」「休息のポーズ」など。

これら代表的なポーズを少しずつアレンジ（たとえばネコのポーズ1番・2番・3番など）して、8万4千種ものポーズに増えたと思われる。

4　調気法（プラナヤーナ）
……「呼吸法」と「正食法《せいしょく》」で血質・気質・自律神経を調えること。

「呼吸法」の主なものと効能
完全呼吸法……血圧安定・新陳代謝促進など。
クムバク……血液浄化・精神集中など。

バストリカ……胃腸活発・呼吸器改善など。
フーンシー……大脳活性・精神安定など。

「正食法」の主なものと効能
禁食……体の負担になる物は摂ってはならない。動物性食品・農薬・添加物など。
節食……腹五〜八分目の常態と時々の断食（体内浄化）法。
生食……生活圏で獲れた旬の生気のある物を摂る。
全食……種・皮・根など丸ごといただける物を摂る。

5　制感（プラティヤハーラ）
……何ものにも囚われない感覚や心。すべてを内側に向け精神制御する。

6　疑念（ダラナ）……一点に意識を集中させる。

7　静慮（ディヤナ）……無心の精神から完全に煩悩が除かれる。内なる平和。

8 三昧（サマディ）……解脱・悟りの境地、そして宇宙との結合。

以上のように、ヨガ哲学の経典「ヨーガ・スートラ」は八支則から成り立っており、それぞれが詳しく解説されている。

この八支則を大きく分類すると、1と2は「心を調える」、3は「身体を調える」、4は「気血を調える」、5から8は「瞑想〜解脱」になる。一般的には3・4のポーズや呼吸法が中心で、八支則すべてを網羅するのは難しいし、単なる健康法としてヨガを学んでいるのであれば、すべての人が八支則を極める必要もないと思える。しかし1と2の「心を調える」はヨガに限らず、「人としてどうあるべきか」ということにつながる大切な教えである。よって、1・2への意識なくしてすべては始まらないと考える。

このヨガの禁戒（ヤマ）・勧戒（ニヤマ）という「心を調える」「こころのヨガ」の教えを軸に、ヨガのポーズで身体を調え、呼吸法や正食法で気血を調えて生きていくことを「ヨガ的思考」「ヨガ的ライフ」と解釈していただければと思っている。

生命力

野菜を選ぶとき、どのような基準で選ぶだろうか？　スーパーや八百屋さんでは、いびつな物より形の良い物から売れるそうだ。

しかし、たとえば人参は、なぜ食べた方が良いのかと聞かれたら「ベータカロテンがあり、抗癌作用があるから」と答えるだろう。これは形とは関係がない。ならば形が多少悪くても生命力がある物を選んで欲しい。

また、農薬をかけられ化学肥料で育てられた人参を食べても、生命力はないに等しい。薬漬けの人のエネルギーや免疫力が低いのと同じように、生命力の低い物を一生懸命に食べてもお腹を満たすだけで、生命力というエネルギー補充にはまったく足りない。保存料や着色料などの添加物まみれの食品も同じだ。

ヨガの「プラナヤーナ」の教え、正しい気を摂り入れる方法のひとつが「生きた食をいただく」ということである。あなたの目や鼻や身体は、食物の生命力を感じ取れるだろうか？　四季折々の息吹を感じながら、あなたやあなたの大切な人々の身体にも、ぜひ旬の生命力を摂り入れて欲しい。

陰陽食を知って自己管理を

かの有名なアインシュタインは、「宇宙や生命などには、すべてに共通の法則（方程式）があり、それによってすべてが動かされている」と研究し続けていたが、答えは出なかった。アインシュタインが提示する法則は、相対性理論などとても高度なもので、私たちなどが容易に理解できるものではないが、人類が最初に発見した「法則」は、古代中国の伝説的人物である伏義《ふっき》が唱えたと言われている、「世の中はすべて対《つい》になるものでできており、この世のすべてを司る宇宙の秩序がある」という法則ではないだろうか。

たとえば、膨張と収縮・太陽と月、昼と夜、男と女、右と左、動物と植物、暑いと寒い、戦争と平和、愛と憎しみなど、限りなく……。中国ではこれを「陰陽」と名づけた。ヨガでも陰陽のバランスを整える「ハタヨガ（陰陽ヨガ）」が主流だ。前屈のポーズをすれば必ず反りのポーズもする。開けば閉じる、左にねじれば右にねじる……。やりにくい方向があれば、それは歪みが原因なので、その歪みを調整しながら人体の陰陽のバランスをとっていく。

飲食物にももちろん陰陽がある。陰の性質の食物は、筋肉や血管をゆるめて血行を滞らせ、結果体を冷やす。陽の性質の食物は、筋肉や血管を引き締め血行を促進し、体を温める。たとえば調味料なら塩・味噌・醤油などの塩分は陽性で、砂糖・蜂蜜などの糖質は陰性。なので甘い物好きに冷え症は多い。糖質の高いアルコール類もすべて陰性だ。アルコールを摂ると体が熱くなるからといって、決して陽性ではない。なぜならアルコールでほてった体は汗腺が開き、一旦体内でカーっとなった熱が、開いた汗腺からドッと体外に逃げてしまうからだ。これはカレーや唐辛子などの香辛料も同じで、食べると汗腺を開き汗を出すことで体を冷やす。だからカレーは夏のメニューなのだ。

野菜なら、土の上で育つ物は、熱い太陽に向かって伸びている陰性。土の下で育つ物は、土のなかで温々と這っている陽性。夏に採れる野菜は人の体を冷やしてくれる陰性で、冬に採れる野菜は温めてくれる陽性。アジアや南米など熱い地域が原産の果物やコーヒーは、当然陰性で体を冷やす物となる。日本でコーヒーを生産しようが、バナナをフライにしようが、陰性という性質は変わらず、「冷やす」のだ。

仮に今が夏なら、体を冷やしてくれる野菜たち、きゅうり・トマト・なす・スイカなどの最盛期。暑い夏、冷房も扇風機もない昔の人は、陰性の野菜をたくさんいただいて体温調節を行っていた。しかし、現代はほとんどの人が冷房の効いた部屋で過ごしている。汗をかくことが少なくなった現代人は、体を冷やす野菜は不要になったと言っても過言ではない。反対に真夏でも、身体を温める野菜の方が必要なのではと思われる。

でも、旬の野菜（露地）はその季節こそが一番美味しく、「今こそ私たちを食べて」と育った物。冷え性とは言っても食べたいのが人情。そこでどうするのかと言うと、たとえば生野菜のサラダ（陰性）なら、そのドレッシングに陽性の塩や味噌や醤油を使えば、「陰陽のバランス」が取れて冷えなくて済む。なすは味噌と合わせて味噌炒め、アルコールの肴にはまちがっても糖分ではなく塩分を、果物には塩を振りかけて……と、創意工夫でやってみると楽しい。食材ひとつひとつに愛着を感じてしまう。

神様は万物をよくぞうまく創られたものである。にもかかわらず、スーパーでは一年中同じ野菜が出回っていて、一体旬の野菜がなんなのやらわからない時代。古代中国が発見した宇宙の仕組みからズレてしまうと、人も世の中もドンドン不健康になってしまう。食物の性質を覚え、この陰陽のバランスを上手に活用し、健康を保ちたいものだ。

「そうまでして長生きしたくない」

「そうまでして長生きしたくない」とよく言われる。

この場合の「そうまで」とは、好きな物を我慢して「美味しくなくて高い」と言われている自然食を食べることである。自然食品店を創業して16年になるが、未だにこの偏見をどうすれば払拭できるのかと悩む。単純に「ヨガの正食の教えを実践している」と言ってもわかりづらい。「わかってくれない人は無視しないと仕方がない」では、自然食品店を営んでいる意味がない。

「商品を売って利益を上げる」ことだけが目的の商売なら、薄利な自然食品店などとてもやってられない。「伝える」ために営んでいる。エラそうにと思われようが、「使命」とまで思っている。

＊伝えたいこと

①自然食は長生きするためのものではなく、元気なまま寿命を迎えるためのもの。たとえ病気になっても治りやすい体質をつくり、長患いせず家族に迷惑をかけず「ポックリな死」を迎えやすくする。

②自然食で育った子どもたちは、とても穏やかな性格で理性的で優秀である。「キレる」とか「やる気がない」「引きこもり」などとは別世界。

③自然食は決して高価ではなく妥当な価格である。農薬や添加物など、コストを限りなく下げることが可能な石油由来の物は使用せず、たとえば防腐剤の代わりに天然クエン酸やわさびなどの天然の物を使うため、一般の物と比べるとどうしても大量生産ができず、その分コストがかかる。「大量生産型不自然食」と同じ土俵には上がれない。

④自然食はお・い・し・い。素材の味わい、天然の味わい、季節の味わいには素直に心身が悦ぶ。石油由来の「作られた味・香り・色」はとても及ばない。

⑤自然食の普及は環境汚染・食糧難・水不足の解消など地球環境の改善に貢献する。土地も河川も汚染しないし、動物性を控えること（本書43頁参照）で、家畜の餌になる多大な穀物や水と輸送エネルギーが削減できる。

「食は運命をつくる」と言われている。生きるために必要不可欠な「食」という物（事）への価値感や捉え方ひとつで、「変わること」「変えられること」があるということを知って欲しいのです。

「長生きせんでもいいとです」よ。

「死ぬまで元気で」、そして世の中のお役に立てられるのなら。

食の王様「玄米」のパワー

ヨガの「正食法」のなかの「一物全体《いちぶつぜんたい》（食材を丸ごといただく）」思想の代表である玄米は「生き米」、白米は「死に米」と言われている。

胚芽を取り除くことで、栄養価が極端に減少し、ほとんどが炭水化物でしかない白米に比べて、玄米は炭水化物の他タンパク質・ビタミン・ミネラル・酵素など生命の源となる栄養素が、そっくりそのまま宿っているからだ。さらに、胚芽に含まれている、有害物質を解毒排出するフィチン酸により体内環境が整い、便秘・冷え・肥満の改善はもちろんのこと、生活習慣病やアレルギー・ガンなどの難病にも、予防や改善につながるとまで言われている。

現に当店のお客様でも、ガンの治療食や再発予防食として、玄米食を続けられて元気になられた方も多い。最近では、認知症の改善になるフェラル酸の含有も注目されている。

玄米を水に浸したり土にまくと芽が出る。つまり生きている「種」なのだ。そんな生命力あふれる食の王様玄米を、一日一食だけでも食卓に取り入れてみると、徐々に心身の変化を実感できるだろう。

「おいしくなさそう」って？

とんでもない!! 玄米のコクと旨味は、たまに白米を食べたときのあまりの物足りなさで証明できるはずなので、お楽しみに。

＊ベストな玄米食の摂り方

①玄米＋自然塩＋豆類＋寒天

玄米などの穀物は、弱酸性で弱陰性（体を冷やす）の性質があるため、アルカリ性で陽性の自然塩を加えて炊くことで、酸とアルカリ・陰と陽のバランスがとれて、甘味と旨味が増し体も温める。

また、小豆や大豆などの豆類を加えると良質のタンパク質によりデトックス効果が増す。

さらに、寒天を加えると粘りが出て、その食物繊維は整腸作用を一層高める。

②噛むカムカムカム！

玄米は白米より硬いので、よく噛む必要がある。30回〜100回と噛めば噛むほど唾液酵素が混ざり栄養価倍増。脳にも酸素が行き渡り、脳の活性化や唾液に含まれる酵素が活性酸素を除去するなど、認知症の予防にもなる。

③玄米に合う理想のおかず

世界に誇る日本の発酵食品オンパレードのおかず。はい、それは味噌・醤油・納豆・漬物など。ビタミン・ミネラルが豊富な野菜や海藻の入った具沢山みそ汁に、本醸造の醤油で炊いた葉物野菜のおひたし。副食は沢庵やぬか漬け・梅干しなどのお漬物。

漬物は、腸まで届きにくいヨーグルトやチーズなどの動物性乳酸菌に比べると、腸まで届く植物性乳酸菌の宝庫である。腸まで届くということは、腸内で善玉菌を増やす手伝いをし、体調を整える力がハンパでないってことである。

タンパク質は煮豆やとうふなどの豆類で補って、完璧な一食になる。世界中から注目される和食は本当にスゴイのです。

＊おいしい玄米の炊き方

〈圧力鍋＋カムカム鍋（玄米を炊くのに適した圧力鍋専用の土鍋）編〉

材料（お茶碗5～6杯分）

玄米　2カップ＋150CC

水　8カップ（カムカム鍋に3カップ＋圧力鍋に5カップ）

小豆　小さじ2……小豆の代わりに黒豆や大豆でもOK

　黒米などの雑穀を入れる場合は　玄米8：雑穀1：豆類1の割合で

寒天　棒寒天なら2センチ弱くらい　粉寒天なら小さじ1

自然塩　小さじ1

作り方

①玄米と小豆をゴミを取り除く程度に軽く洗い（農薬使用ならよく洗う）、ザルに上げて水を切る。

②カムカム鍋に①を入れて水3カップを加える。

③寒天と塩を②に加え、30分以上浸しておく。
④水5カップを張った圧力鍋に③（カムカム鍋ごと）を入れ強火にかける。
⑤20分くらいで「シュッシュッ」と鳴り始めるが、5分くらいそのままにしておく。
⑥その後弱火で50分~60分炊く。（硬めが好みなら30分くらい）
⑦最後に1分弱気持ち強火にしてから火を止め、おもりをつけたまま10分~15分蒸らす。
⑧おもりをはずし蒸気を抜いて蓋を開け、しゃもじで底から天地返しで混ぜる。

＊鍋の材質や火力によって多少の違いがある。
＊カムカム鍋を使うと圧力鍋だけで炊くよりも、味の濃さや旨味やモチモチ感に格段の差が出るのでオススメ。

〈炊飯器（玄米モードつき）編〉
材料
　寒天と塩は「圧力鍋＋カムカム鍋編」より気持ち多めにする。他は同じ。
作り方

①玄米を洗うときは米全体を傷つけるようにごしごし洗う。（水が浸透しやすいので）
②材料をすべて入れ、炊飯器の玄米モードの線より少し多めに水を入れる。
③6時間以上浸してスイッチを入れる。（夏場は冷蔵庫に）
④スイッチが切れたら天地返しで蒸らす。

＊炊飯器は内釜が鉄製で分厚い方が美味しい。

売れ残りの野菜

皮をむくとまだまだシャンとして食べられるし、「うーん良い香りだ」、美味しい。売れ残りの野菜や賞味期限切れの食品たちは、決して捨てない。もちろん使い回しや改ざんなどはもっての外だ。あまり大きな声で言うのもなんだが、売れ残りは、賞味期限経過の物でもほとんど自分たちで食べる。だって傷んでないし、ちゃんと美味しくいただけますし、捨てるなんて食べ物たちにも生産者にも申し訳ないです。ハイ。

かたや世の中では、食中毒予防のため、日々大量の食品が廃棄されている飲食店やコンビニなどの実情がある。

しかし、賞味期限設定の基準ってなんだろう？　賞味期限があるために、まだ傷みもせず美味しく食べられるのに、期限を過ぎれば廃棄しなければならないとは、なんて悲しいことだ。

人間には五感がある。目で見て鼻で嗅いで、「大丈夫ダイジョウブ」。昔は皆そうしてた。日にちが経った物でも、農薬や食品添加物に比べると、目や鼻で見極められる分どれだけ安全だろうか。

真空パックや、保存剤などの添加物を入れていて、おそらく賞味期限よりも随分長く持つはずであろう食品でも、賞味期限はある程度の長さにして処分していくのは、経済を回すためだろうか?

賞味期限の表示は衛生上もちろん必要だ。しかしそのことで、人が目や鼻で食材の鮮度を測るという能力を劣化させ、日本の食品廃棄量を巨大化させたことは否めない。先進国で食糧自給率が250%や120%を超える国があるなか、日本は40%の最下位の国なのに、食糧廃棄量は世界一だ! 国連が行う後進国への食糧援助量の3倍を捨てているらしい。もしも世界中の人々が日本人と同じ食生活をするならば、地球2・4個分の生産量が必要なのだそうだ。

地球上の人口67億人の内、8億5千万人の人々が飢えに苦しみ、5秒に一人が飢えで亡くなっているという事実を知れば、そうやたらと食品を粗末にはできない。

廃棄量世界一の国民としてやれることはたくさんある。安売りだからと言ってまとめ買いすると、食べきれずに捨ててしまうので、買うのは必要な分だけ。バイキングは食べられるだけ、メーカーは大量生産せず、販売者は大量仕入れせず、消費者は棚の前面から順番に商品を取って、可能な限りその日の内に消費する。残飯は肥料に……皆がそうすれば、どれほど地球も地球人も助かるだろう。

経済の発展で国が潤うことは大切だ。しかしそのために「命の食」を捨てても良いはずはない。命の食を粗末にせず、豊かな社会や家庭を築くこと、きっとできるはず。

生きてる生きてる！

「生きててくれてありがとう♡」

いつも店頭の野菜たちにかける言葉だ。

「おっとブロッコリーに青虫が這っている」「凄いよね、安全で美味しい野菜をちゃんと知ってるんだから」と言いながら、「ごめ〜ん」、チョイとつまんで外のプランターのサラダ菜の上に置いてやる。青虫君、突然1月の寒空の下に出されてびっくりかな？　ヨガの「非暴力」の教えにより、たとえ虫でもできるだけ殺生はしないようにしているものの、寒空ではかえって残酷かしら……。

店のなかは暖かい。冷蔵庫や冷凍庫の裏から温風が吹き出しているため、夏は凄い暑さだが、冬はほとんど暖房をつけなくても常に25度を保っている快適空間だ。なのでちょっと油断をすると野菜の奥から虫が這い出て来るわ、じゃが芋やさつま芋から芽が出るわ……。一般のように虫殺し（農薬）や、じゃが芋などへの芽止め（成長抑制剤）をしていないから、野菜も虫も生命力がスゴイ。売れ残りの野菜で、表面はシナっとしてても、中身はしっかり味も濃い。なんと言っても、目に見えない薬剤への恐怖感もなく安心だ。こんな素敵な野菜たちを食べられることがホント「幸せだなぁ」と思う。

大地や河川を汚染させないため、子どもたちの将来のため、たゆまぬ努力をされている生産者の方々の、正に「血と汗の結晶」の農産物に、「価格が高い」という声がある。しかしたとえ一度だけでも農薬や化学肥料をまけば、見た目は同じブロッコリーでも旨みや安心安全の違いは勿論、育ち方も「自然の摂理に添って育った物」と「不自然な方法で育った物」という真逆の別物である。

「生命力」という次元で捉えてみても、そのブロッコリー自身の生命力だけではなく、地球環境やそれを食べる人や生き物たちの生命力に与える影響力も真逆で、「似て非なる物」なのだから、価格という土俵で比べてもらってはとても辛いし悲しい。

決してきれい事ではない。農薬や添加物を使う生産者やメーカー、販売者を「（意図的ではないにせよ）緩慢な殺人者」と呼び、わかっていながらそれを選ぶ消費者を「緩慢な自殺者」と呼ばれているのをご存知だろうか？

あなたやあなたのご家族の命の価値は、見た目や価格に囚われることなく「生きてる生きてる！　食べ物」で生かして欲しい。

命をいただく

私たちは、日々食事のときに手を合わせて「いただきます」と言葉にする。これは、私たちの血や肉になる食べ物の「命をいただく」ということであり、さらに「命の連鎖」になるということだが、この当たり前のことを、どうも知らない人が多いようだ。

「この根本がわからんとなにに対しても感謝の気持ちが持てんばいねぇ」と思う。

知人のお子さんが通っている小学校での話。ある父兄が「ちゃんと給食費を払っているから『いただきます』と言わせる必要がない」と先生に言ったそうだ。そして先生方はそれに従い「いただきます」を言わないことを認めたそうだ……絶句‼　である。教育ってなんだろう？

福岡県岡垣町の山あいをひとりで開墾し、ログハウスや露天風呂を造り、無農薬野菜を育て、数匹のネコや鶏と暮らしているおもしろい男性がいる。まさにヨガライフスタイルのメンズ版である。そこには時々ＵＦＯが現れるとかで、十数年前のある日、ワクワクしながら行ってみた。他には小学3年から4年生くらいの子ども連れの家族も何組か来ていた。昼には栗ひろいをして、夜にはバーベキューをするとのこと。野菜はもちろん彼が育てた採りたて野菜。さて肉は……目の前でコッコッコと動き回っているニワトリさん。

「ちゃんと見てなさいよ」。逆さに吊るしその首根っこをぐっと摑んで、彼は子どもたちの目の前で「バサッ」っとやった。お父さんたちは遠巻きに、お母さんたちは顔を背け、子どもたちは後ずさりしながらも、真剣な眼差しで見ていた。あのときの子どもたちは、今どんな大人に成長しているだろうか？

残念ながらＵＦＯは来てくれなかったが、したたり落ちる血……一把の鶏からいただく命の重み……忘れられない光景だ。

動物性食品を摂らなくても

ヒトは、動物性食品を摂らなくても生きていけるが、野菜や海藻や穀物などの植物性食品は摂らなければ生きていけない。野菜や海藻はビタミン・ミネラルの宝庫で、穀物は炭水化物・タンパク質・脂質・糖質と、ヒトが健康で元気に生きていく上で必要な栄養素をすべて備えているからだ。これらが不足すると、ヒトの体は当然不健康体になる。つまり「元気」な状態から、発病前の東洋医学で言われる「未病《みびょう》」という期間を経て、「病気」に至ってしまうようにできている。

肩こり・便秘・頭痛・貧血・高血圧・生理痛……と、みんな「どうかある、こうかある」と言う。これら「未病」の改善を、一番簡単な「食」でしようとせず、おざなりに見過ごし、マッサージや医者や薬や、ビタミン剤などのサプリメントに頼る。たとえ天然素材100％の安全なサプリメントでも「加工品」である。土に植えたり水に浸けると芽や根を出す野菜や穀物。善玉菌を作る味噌や納豆や漬物などの発酵食品。生きているのだから、それら植物性食品の生命力や気のパワーには及ぶ物はない。なので、日々の植物性食品の摂取はとても大切だ。

で、「動物性食品」だが、ヨガの故郷インドのヒンドゥー教では、牛は神様の使いということで食べないし、イスラム教の世界では豚は不浄ということで食べない。仏教の禅宗や、日本のヨガの基礎である真言宗などの密教系では、「不殺生」の教えと血液を汚すという理由から、牛や豚どころか卵も魚介類も、動物性の食物は一切使わない精進料理だ。

自然界の仕組みで考えると、動物の肉は本来、ライオンやトラなどの肉食獣が食べる物。ヒトは雑食動物だが、動物性食品は必要最低限で良いということだ。これはまた、「陽性である動物は陰性である植物と結ぶ」という陰陽の考えにも則している。

宇宙法則によって陰から陽が生じ、陽から陰が生じ、陰と陽が結ばれる。原始、変動する大地（陽）から動けない植物（陰）は生まれ、さらにこの陰の植物を、動物や人間は噛みしめることでエネルギーを加え、体内を動き回る熱を持った赤い血にした。こうして動物は陽性になったのである。熱く赤い血を持った動物（陽）の人間が、静物（陰）の植物を食べることで陰陽のバランスがとれる。陽性の人間が、同じ陽性の動物を食べると、磁石のプラスとプラスのようにパッとわかれ、正しく結ばれることはないのである（大森英櫻『無双原理講義録』宇宙法則研究会）。

また2000年もの間、穀物中心の食生活をしてきた日本民族の腸は、戦後の食生活の大変化により、肉食に不慣れで追いつけないまま、いつの間にかあの人もこの人も便秘症。さらに大腸ガンが死因の上位になってしまっている。悪玉菌の繁殖で肌荒れも増え、日本人特有のきめ細やかな肌の人が減りつつある。あちこちで欧米人よりも長いと言われている日本人の腸（最近では「欧米人と日本人の腸の長さに違いはない」とする論文もあるようだが）は、肉食に対して欧米人よりもリスクが高いように思える。

次に牛乳などの乳製品についてだが、アジア人の90％が乳糖（ラクトース）を分解する酵素であるラクターゼを持っていないため、牛乳・アイスクリーム・ケーキや乳糖を添加した菓子類や調味料などを摂ると、肉類同様、腸内環境を汚し、下痢・便秘・もたれ・膨満感などの症状も伴うのだ。また乳製品を避けることでカルシウムの摂取量を心配する必要はない。野菜の他、ひじきなどの海藻類や穀物で充分足りるからだ。ただし、牛乳を発酵させたチーズやヨーグルト（腸まで届く）ならラクトースが含まれていないため、酸性ということに目をつむれば、他の乳製品よりは少しは良いかもしれない。魚介類も酸性ということに目をつむれば、天日干しの小魚はカルシウム源として、貝類はタンパク源として「ゆるベジ（ゆるやかなベジタリアン）」の仲間に入れても良いだろう。

しかし、あの肉や魚が焼けるときの食欲をそそる香り！　肉汁……。「なにがなんでも肉や魚は食べたい」と思う人も多いだろう。ただし、ヒトに食べられる動物や魚介類たちが、一体なにを食べて（食べさせられて）育ち、ヒトの口に入るまでに至ったのか。遺伝子組み換えのとうもろこしや、抗生剤やホルモン剤たっぷりのエサ？　また、海の動物性も同様だ。養殖魚のエサの危険性。放射能に汚染されたかもしれない回遊魚？

それらのことはよく知る必要がある。「未病」どころか即「発病」につながるものもあるのだから……。

しかし、自然食品店はビーガンやベジタリアンのためだけの店ではない。ゆるベジさんや自然食にまったく興味のない方にもお越しいただくために、肉・牛乳・卵と動物性食品も置いている。もちろん動物の生育や飼育方法にこだわり、安全に配慮したものであるのは言うまでもない。元気に寿命をまっとうするには、ヒトは動物性を食べないに越したことはない。しかし心も体も、どうしても動物性を食べたいと望むのなら、せいぜい数ヶ月に一〜二度くらいが、血液や内臓、さらに陰陽のバランスを正常に保つにはベターなのだ。

自然体で生きる

来るものは拒まず去る者は追わず、いつも笑顔で気負わず迷わず平常心を保つこと……「自然体」「平常心」。ヨガの教えにもあるが難しい。いや不可能かも。家庭・学校・職場とさまざまなストレス社会のなかで自分の心をコントロールすることは、よほどの熟練が要りそうだ。

「ストレスなんて自分の気持ち次第。見栄や外見や甘えを捨てて、感謝の気持ちを忘れなければなんとかなる」。な〜んて自分自身に言い聞かせても、相性の悪い会社の同僚やお姑さんの顔を思い出すと、う〜ん（汗）……そう簡単にはいかないかもしれない。

しかし反面、常に「平常心で生きる」ということは、日々がどんなに穏やかでステキで幸せなことだろうと憧れてしまう。心に波風が立たないのだから、さぞや楽しい毎日だろう。平常心に少しでも近づくには、やはり食生活は大きなカギのひとつ。ストレスには力ルシウムやビタミンCの豊富な食品を摂ると良い。そしてせっかく摂り入れたカルシウムを骨や歯から減らしてしまうだけではなく、冷え症の他無気力・うつ病・キレる・認知症などの原因になるとまで言われている糖分は控えること。糖は肥満や糖尿病だけが問題ではないのだ。ただでさえ日本人は、ご飯・麺類・パンと、糖に変わる炭水化物が大好きな上、果物・飲み物・お菓子・ビールや日本酒と糖分オンパレードの「糖分過剰摂取民族」なのだから、せめて料理に使う砂糖は、精製してミネラルが除去された白砂糖ではなく、ミネラル豊富な黒砂糖や三温糖、身体を温めるてんさい糖などを使ってほしい。

他にも脳に悪影響を及ぼすと言われているのは、自然界には存在しないトランス脂肪酸の入ったマーガリンやショートニング(パン・ケーキ・クッキー・ビスケット類に使用される)。食品添加物や農薬ももちろんのことである。

先に述べたように、ストレスを感じない穏やかな性格や持久力を養うためにカルシウムやビタミンCは必須。それには穀物・野菜・海藻などの自然の幸で摂るのが一番だ。そして自然の物とくれば旬の物。四季のある日本で生きる私たちが、生まれ育った土地で四季折々の旬の物をいただくという自然に添った生き方こそ、本当の「自然体」である。まさに「平常心」+「心と体の健康」につながるのだ。

サプリメント

「50歳を過ぎても美肌です／70代でも元気です」といった宣伝をしているサプリメントに興味を持ち、そのメーカーの「お問い合せセンター」に電話をしてみた。

「オタクの商品の○○の内容成分を教えて下さい」

「はい！　セサミン・ビタミンE・トコフェロールです」

「それらの由来（原材料）はなんですか？」

「はい！　セサミンは白ごま、Eは大豆、トコフェロールは主にパーム油です」

「『主に』ということは他にもなにか入っているんですか？」

さらに「原産国は？」「農薬は？」「添加物は？」「合成（石油系）成分は？」と続く。

「詳しい者に後ほど電話させますので、しばらくお待ち下さいませ」というやりとりの後、詳しい方が詳しく説明して下さった。

なにも道場破りをしている訳じゃぁない。世の中どんな物が出回っているのか知りたいのだ。「こりゃぁあかん。摂ってもお金を捨てるだけ」とあきれる物から、「納得なっとく、しっかりした安心な商品だ。ウチの店に入る類似サプリメントより安いし……」と感心する物もある。

ひと昔前に比べると、「自然派」とか「天然成分配合」といったサプリメントや化粧品・毛染めの類が日々新聞やテレビをにぎわせている。100％天然成分でできていて、価格が少しでも安ければそれに越したことはない。健康で美しくなるための物なのだから、「不自然な物」がどれほど混ざっているのか、本当に安心な物なのか。「本物」捜しが大好きなので、「これは？」と思った物はとことんメーカーに訊ねる。たかが一消費者とは言え、根ほり葉ほり追及されることでメーカーも意識が高まる。メーカーに限らず小さな商店でも、お客様から色々訊ねられると、気が引き締まってやりがいも感じるだろう。私もお客様ご自身やご家族が口にする物に興味を持っていただけるのは、本当にありがたいものだ。

サプリメントとは「健康補助食品」だ。日常の食事だけでは足りない栄養素を補うための食品。また、生活習慣病やガンなどの難病の改善にも活躍する優れものもある。ビタミン、ミネラル、酵素、青汁、乳酸菌……と、挙げればきりがないが、バランスの良い理想的な食事ができにくくなってしまった現代では、各家庭にひとつやふたつ、食器棚のなかにと、市民権を得ているようだ。

大手メーカーたちが、利や我だけのコスト意識に留まらず、少しでも安全なサプリメントをこの世に送り出す努力をしてくれれば、という願いをこめて……。

朝食を抜くと！

「朝食は摂らない」と言うと、世間は目くじらを立てる。でも根拠がよくわからない。なぜなら、私は30年以上朝食抜きを実践していて、朝食を摂っていた若い頃に比べると、健康面も持続力もパワーも免疫力もすべて問題なしで、心身共にとても充実しているからだ。もちろんヨガを長く続けていることや、食の改善の貢献度も大きいが、さらに朝食を抜くと腸がスッキリ頭もスッキリして、一日の始まりが気持ち良く調子も良い。若い頃は太り気味だった。全身の気の巡りが悪く、頭痛・肩こり・便秘もひどかったことが、嘘のように解消された。

「朝飯前」という言葉がある。

「朝食を食べてなくても簡単にできる」という意味だが、昔は朝食の前に、ボクもワタシもジィちゃんもバァちゃんも、畑に行ったりマキを割ったり、家族みんなで協力し合って「朝飯前のひと仕事」を終えてから、朝ごはんを食べていた。

核家族の現代で言うと、少し早起きして散歩や体操やお掃除と汗水を流し、前日に溜まった分のデトックスを終え、腸がグルグル言い出したときに食べる朝食なら、とても美味しくいただけるし、身体も心もとても喜ぶ。

食事は時間がきたから摂るのではなく、体が欲したときに摂って初めて体のためになるものと考える、ヨガの「節食」の教えである。大人も子どもも時間に追われる現代、難しいかもしれないが、「起き抜けの朝食」をやめてみると、なにかが変わること間違いなし！

万病に断食健康法

ヨガの「清浄」の教えは、身の周りや身体を常に清めることである。現代では、食品添加物や農薬や過剰な動物性脂肪などの摂取で、血液や内臓は汚れ悲鳴をあげている。揚句がガンなどの難病の増加である。ヨガの修行者が古来より日常的に行っている体内浄化法のひとつに、「断食法」がある。現代も多くの著名人が体験しているという断食健康法とは、ダイエットの目的だけではなく、心身共に浄化され免疫力を高め、生活習慣病どころか難病すらも克服するという健康法だ。

食べないことは勇気がいる。しかしやってみると、体も心も決して後悔はしない。食を絶つことで、胃や腸や肝臓などの内臓に血液が集中することなく、全身をくまなく廻るので、血行が良好になり血圧が安定し、また冷えの改善にもなる。酸素も行き渡り脳の活性化にもなる。血管を塞いでいる脂肪も血中のコレステロールも溶け、「サラサラ血」状態になる。さらに空腹状態の腸がグルグルと活発な蠕動《ぜんどう》運動を始める。腸のひだに付着し腐敗して、インドールなどの悪臭ガスを発生させたり、さまざまな病気の原因になると言われている、滞便・古便・宿便を排出し腸内の大掃除ができるのだ。ヒトが食べた物をエサにして大きくなるガンも弱小化する。お金がかからない健康法だ。治療法と言っても過言ではない。

「宿便は存在しない」という説もある。しかし、私は3週間の断食中に、「こんなに!?」と絶句するほどのブツ（海苔の佃煮やコールタールのような……）が出たのを見た。断食健康法のパイオニア的存在である甲田光雄先生（医学博士・元日本綜合医学会会長）も著書『甲田式健康道　決定版』（マキノ出版）のなかで、こう書いている。

「『宿便なんか存在しない』と断言する人たちに言いたいのです。『一度この大量の排便を見てくれたまえ』と」

日本人は食べることが大好きだ。歓送迎会・忘新年会・ママ友ランチ……と食材の質にかかわらず大食する機会が多い。食べることは確かに快楽だが、反面食べ方によっては、体にひどい負担やストレスを引き起こしていることを忘れてはいけない。東洋医学では、大腸と肺はお友達関係とされている。年末年始に食べ過ぎて、1月や2月に風邪を引くのは寒さやウイルスだけが原因ではないようだ。

「腸の清い者は長生きをする」と昔から言われている。いや長生きをするしないではなく、消化吸収解毒のために日夜せっせと働いてくれている、体内の大工場である内臓器官たちが悲鳴をあげる前に、「いつも頑張ってくれてありがとう」の気持ちで休養を与えて大掃除をすることは、自分自身の美と健康を守ることにもつながるのだ。

やれた！ 3週間断食……で、どうやるの？

先にも述べたように、ちょっとした体調不良も、体の病も心の病にも手っ取り早い効果がある断食療法。ヨガの教え「清浄であること」とは、居住空間や身の周りの清浄はもちろんのこと、体内の清浄・浄化が健康のために大切だという意味も含んでいる。断食法とは、その実践のひとつでもあるのだ。やるには少しの勇気がいるだけ。死にゃあせんから大丈夫。

あることで精神的に落ち込んだ自分自身をプラスに転換するため、極限に追い込んでみようと考えた。ヨガの先生なんだから、心身の浄化も兼ねて「やはり断食でしょう」ということで、以前から念願の3週間断食に挑んだ。

24時間断食は体調にもよるが、私には日常茶飯事だ。1週間断食はヨガの講師になりたての頃、南阿蘇で断食指導をしているペンションに、相棒と泊まり込んで体験した。そこには全国から、ガン患者・腱鞘炎《けんしょうえん》治療のためのプロボーラー・体重管理のための女性ボートレーサーなどさまざまな人たちが集まっており、各々の体調にあわせて1週間どころか、1か月断食に挑戦中の人もいた。我々は仕事の都合もあるし「ヨガの講師としてとりあえず体験」ということで1週間の断食に挑戦したのだが、相棒が空腹のあまり血糖値が落ちてめまいや吐き気に襲われたときに、リンゴジュースを一口飲まされただけでシャキッと元気に回復し、それからはなんなく1週間を過ごせたという人間の神秘に感動し、いつかもっと長い断食に挑戦してみたいと思っていた。

で、話を元に戻して、自分を追い込むには1週間では短か過ぎる。ならば「減食期間」「断食期間」「復食期間」と週ごとに区切りをつけやすい3週間なら得るものも大きいだろう。「きっとやれる」いや「必ずやり通す」という決意のもと、3週間断食に挑んだのだ。

＊1週間目は「減食期間」

1日目から3日目まで1日2食

とうふ・うどん・そば・粥など軽いものを中心に1種類を1日2食。

4日目から7日目まで1日1食

甘酒・玄米クリーム（粒のない粥）・豆乳ヨーグルト・リンゴのすりおろしなどドロッとしたもの1種類を1日1食。体を徐々に軽食に慣らし、飽満状態の腸を整える始めの1週間は、日ごろ二食主義のため難なくクリア。

＊2週間目は「完全断食期間」

断食と言っても、腸の浄化を助け腸捻転などを防ぐために、水分だけは1日2リットル以上摂る。湯冷ましや、血流を促すためビタミンC豊富な柿の葉茶・冷えの防止に三年番茶など。どうしても味が欲しい場合は、具のないすまし汁などはOK。

宿便を出しやすくするために、1リットルのミネラル水（常温）に自然塩10グラムを溶かしたものを、20分から30分かけて飲み切る。または水酸化マグネシウムの水溶液（1日30ccから50ccを500ccの水で割る）を飲む。そのときの状態にもよるが、飲んで30分から1時間ほどで水便が出始めるが、宿便にはまだお目にかかりそうもない。

9日目の朝、だるさ・めまい・吐き気・手足の震えで立ち上がれない。「いよいよやってきた!」。体内毒素排出のための好転反応だ。酵素30ccを水で割って1杯飲む（100%

果汁のりんごジュースでも可)。空腹で下がった血糖値が、このたった1杯で即安定し、あの気分の悪さが嘘のよう。朝ヨガの後、冷水と温水を交互にかける温冷シャワーでシャッキとなる。

次に口臭や体臭が出始める。尿はどんなに水分を摂っても透明にはならず、茶褐色のままが続く。食を止めることで、消化吸収という作業をする必要のない五臓六腑が、デトックスのための作業を活発にしている証拠だ。10日目からようやく宿便が出始めた。それまでの水便から、ふのりのような宿便がチョロチョロと出始める。週の後半には、コールタールのような海苔の佃煮のような煮すぎたワカメのような……宿便がどっさり出る。自分の体内にこんな物が入っていたのかと驚く。ただし人それぞれ。体内が冷えていたり腸の動きが鈍い人は、まったく宿便が出ない場合もある。インドのヨガの修行者は、水道の蛇口につけたホースを肛門に差し込み蛇口をひねって、肛門から腸内に水を逆流させて宿便を一気に出すらしいが、熟練しないと腸を傷める恐れがあるので、止めておいた方がいいだろう。

そして9日目のような辛さは嘘のようになくなり、身も心も軽やかになる。空腹感はまったくない。少しあった肩や首のこりや痛みもなくなり、体になんのストレスも感じない。頭が冴えて、スコーンと宇宙に突き抜けるような、空でも飛べるようなプラス思考になってくる。お腹の底からなんとも言えない意欲が湧き出てくる。もちろん体力も落ちず、14日目は爽快感のみ。あと3〜4日続けてみたい欲望を抑えたほどだ。

あれぇ、あの凹んでた自分はどこへいった？（笑）

＊3週間目は「回復食期間」

1週目の逆で、徐々に食を増やしてゆく回復食期間。軟らかい物とは言え、くれぐれも早食いをしないように、形のない物でも、一口ひとくちを心の底から味わって大切にゆっくり噛むこと。今食べている物が食道・胃腸と通過していく感触がはっきりとわかる。食べ物が体内に沁み渡るこのときほど、食のありがたさを感じることはないだろう。

＊じっとしててはいけません

断食中も、仕事や家事と普通の日常生活をきちんと送りましょう。さらに、腸の活性化と、気や血液を体の隅々まできちんと行き渡らせるために、毎日朝晩のヨガや筋トレと、日光浴を兼ねてウォーキングもどんどんやりましょう。デトックス促進に温冷浴や自然塩での全身塩もみは、邪気祓いにもなるのでお得感あり。

こうして3週間断食は無事終了した。

一番つらかったことは、店のなかにはたくさんの食べ物、スタッフや家族は横で無頓着をよそおい「食べる」、TVをつければなんと食べ物のCMが多いこと!!

欲望との闘いだったことは言うまでもないが、その欲望を克服することの醍醐味と、断食の後半に訪れるあの爽快感は、「欲望に負けなくてヨカッタ!」と思えること間違いなしだ。「食べない」ということがどんなことなのか、自分がどうなるのか、ワクワク気分で挑んでみたらおもしろいはず。

恥ずかしながらギックリ腰

恥ずかしながらギックリ腰になった。ヨガ講師なのに！　だ。「ギクッ」と鳴った（実際音は出なかったが）瞬間「これがギックリ腰かぁ」「なんで私がぁ!?」「昨日長距離運転をして疲れてたからだ」……と、驚いている場合でも悲観している場合でもなく、その日はひとりで店に立つ日。しかもWスタンプデーでお客様のご来店が多い日だ。痛くてイタクテ、四つん這いのまま考えた。「なんとしてでも二本足で立たなければ」と。このまま病院に行けば「安静に」と痛み止めや抗生剤を買わされるだけだ。副作用が心配なので、日頃から薬には頼らないようにしている。ここはヨガ講師のプライドにかけて、ギックリ腰に効果的な「コブラのポーズ」を15分……立てた。歩けた!!　しかし痛みは一向に引かないし、せっかく立てたのにしゃがめない。炎症なので冷やすに限る。保冷剤をタオルに包んで腰に巻き、なんとかレジ台に寄りかかったまま、ひきつった笑顔で接客したが、日ごろ何気なく抱えていた2キロの米や、たった1リットルの豆乳でさえ持てずに、お客様から手伝っていただく始末だった。

ギックリ腰の原因は、骨盤の歪み・体内の冷え・腸内環境の乱れや汚れ・疲労などさまざまだ。対処法はヨガなどで整体や矯正をし、患部は冷やし(入浴は避ける)、体内は梅醤《うめしょう》番茶《ばんちゃ》(三年番茶に梅肉エキスと醤油を混ぜた飲み物)など陽性の飲み物で温め、絶食をして腸を軽くするなどの自然治療法が早期回復につながる。もちろん私もその日はそれを実践し、夕方には随分楽になっていた。しかし、長いながい1日だった。完治したのは2日後。日常生活で腰がどれほど大切な要《かなめ》なのか身をもって理解した。

そして年齢の割には元気いっぱいのつもりだったが、いかに自分を過信していたかも思い知らされた。

本当に、恥ずかしながらも貴重な体験だった。

風が吹くと桶屋が儲かる

少々かけ離れている話だが、「食を輸入に頼ると地球が危うくなる」!? という。自然に添う生き方を伝えるべきヨガの講師であり、自然食品店を営んでいる身とすれば、見過ごせない話である。

アメリカの会社が、豆腐・納豆・味噌・醬油と、大豆が大好きな日本に輸出する目的のため、1990年代から2005年頃までの間に、アマゾンのジャングルが毎年、四国と同面積分焼き払われ大豆畑に変えられていたそうだ。

小さな島国の日本人としては、あまりの広さに現実味がないが、日本人のために失われた四国の面積分×十数年分のアマゾンの森林。モクモクモクモクと天に昇る四国分の煙。2006年の「大豆畑開発凍結協定」で、大豆畑のための伐採は減るが、次は家畜のエサやバイオエネルギーのエタノールの原料になる、さとうきびやとうもろこし畑のための森林伐採が大変な勢いで増しており、30年後には「地球の肺」といわれているアマゾンのジャングルがなくなってしまう危険性に、日本は加担しているようだ。

森林伐採の話だけではない。2010年度の日本のフードマイレージ（産地から、消費される土地までの輸送に要するCO_2の排気量を数値化したもの）は、約8800億トン。日本人ひとりあたりに換算すると約7000トンという途方もない数字で、もちろん世界で最も高い。日本は、大豆・小麦粉・果物・野菜・食肉と輸入品を増やし続け、地球の空にCO_2も増やしているということだ。

輸入品はたしかに国産に比べて安いが、より安い物を求めることで悪気はなくても地球環境の破壊に一役買っていることになる。しかもポストハーベスト処理（輸送の際に防腐剤や防カビ剤を添加すること）を行っている輸入物は、健康被害のリスクも大きい。

また、動物性の食物を摂ることも地球に大変な負担を強いている。人が食べる1キロの肉のために、畜産の飼料として使われるトウモロコシの量は、鶏4キロ・豚7キロ・牛11キロが必要で、当然トウモロコシ畑のための森林伐採も増えている。日本への輸入肉になると、飼料のための森林伐採・輸送時のCO_2……考えるだけで、「地球さんホントにごめんなさい」と言いたくなる。

日本の「食料自給率」が、先進国のなかで最下位の国になってしまったがゆえに、フードマイレージが2位を3倍も離してダントツの1位。日本は、気づかない内に地球まで汚してしまうナンバー1の国になってしまったようだ。

お国の方針とはいえ、「食糧を買い、捨て（食糧廃棄率世界1位）、そのことで地球を汚染していること」に一人ひとりが自覚し反省するときのように思える。

もともと農耕民族の日本人は、2000年間の長い歴史のなか、自給自足で穀物や野菜を主に育て、タンパク質は大豆などの豆類や貝類、たまに山のケモノを捕らえていただくという、たくましくタフな民族だ。

その農耕民族の血が騒ぐのか、最近は、定年退職後に田舎へ移り住んで自給自足の生活を始める方が増えてきており、また当店のお客様や身近な友人たちの間では家庭菜園が人気だ。自宅の庭やベランダでこじんまりと、または休耕地を借りて大がかりにとそれぞれだが、皆さんが丹精込めて作った野菜の話をされるときの目の輝きを見ていると、とても嬉しくなる。

国の方針がどうであれ、個人のレベルでより多くの人たちが、日本民族の魂を失っていないことを願うばかりだ。

忘れちゃならねぇ「身土不二」

自然食品店を営んでいる身とすれば、見過ごせない話その2である。TPP（環太平洋パートナーシップ）とは、この加盟国同士では、ヒト・物・金・サービス……ほとんどの物に関税を掛けることなく出入り（自由貿易）ができるというもので、日本はとうとう加盟国の一員になった。

輸出がしやすくなり、企業も経済発展に期待もするだろうが、逆に世界中の物がどんどん安く入ってきて、国産の物はますます高く感じて消費が落ちるだろう。特に農産物、ポストハーベストにまみれた小麦粉・野菜・果物。食品だけではなく苗や種などにも遺伝子組換えの表示の必要がなくなり、そんな「奇形食材」を知らないうちに摂ってしまう恐れがある。外米もたくさん入ってくる。そして農業など第一次産業の衰退が加速する。農家は減反政策のときと同じように補助金を国からもらい、農業への意欲を失い、次に続く若者が育たないうちに、連綿と続けられてきた日本の農業が消えてしまいかねないと危惧している。

たしかに内にばかり目を向けていてはいけないことも、グローバルな広い視野で世の中を見ていかなければならない時代がやってきたことは否めない。しかし、日本は経済大国だが先にも述べたように基本は農耕民族だ。世界の主要先進国や経済大国ですら、食糧自給率が100％以上の国は多く、なかには200％以上の国もあるほどなのに、農耕民族日本の40％はどう見ても低すぎると思う。

ある日突然なんらかの事態で、日本に食糧が入ってこなくなってしまったら、日本にどこまでの余力が残っているだろうかと心配になる。

がしかし、そこはたくましい日本民族、1990年代、オレンジや牛肉自由化のときに、モノづくり日本の気骨を忘れず、さまざまなおいしいミカンの新しい品種開発や、こだわりの和牛の生産が始まった。あのときのように（食品に限らず）外来に負けないものを研究開発し、生産してほしいものだ。

また、大分県の耶馬溪《やばけい》町にある下郷《しもごう》農協は、農薬や化学肥料を提供するべき農協でありながら、有機農業のパイオニア的存在。高度成長期、日本の農家のほとんどが、大量生産・

コスト削減・規格生産（野菜の形を統一させる）に向け、各地の農協が提供する農薬や化学肥料の使用が始まったのを横目に「食べる側だけではなく、作る側の健康も脅かされる農業はやめよう」と、安全な農業や酪農や養鶏を貫いてきた。

ＴＰＰに怯える第一次産業者が多いなか、下郷農協の存在は、信念を貫き「横に倣《なら》え」を放棄する勇気と、地元を大切にする気概を私たちに教えてくれる。下郷農協の野菜が弊店に並ぶことは誇りである。

ヨガの「正食法」の教えや東洋医学のなかに「身土不二《しんどふじ》」がある。人は、自分が生活をしている土地と自分自身を切り離すことはできないという直訳だが、つまり「自分が生きている土地で獲れる旬の物こそが、自分を生かす物である」ということで、言い換えれば「遠くからやってきた食材には、自分を生かす力が足りないし、危険も潜んでいる」ということである。

米や小麦粉などの穀物・野菜・果物はもちろんのこと、それらを使った加工食品なども含めて、地元や国内で獲れた物なのか、海を渡って遥か彼方よりきた物なのかによって、自分の生命に与えるエネルギーや気のパワーがまったく違うとヨガでは考える。

道の駅で売られている、産直野菜や獲れたての魚介類が人気だ。市場に出回っている物よりも、安くて新鮮で美味しいからだ。「身土不二」という言葉を知らないかもしれないが、「地産地消」は知っているだろう。大切な「食」の基本である。

どうか外来の安さに振り回されず、生産者は頑張ってほしい。

どうか外来の安さに惑わされず、消費者は自分自身や家族を守ってほしい。

ギョッ！ ブヒ～・モー・ケッコー

自然食品店を営んでいる身とすれば、見過ごせない話その3である。ギョッ！・ブヒー・モー・ケッコーと泣いているのは、養殖のお魚や畜産の豚や牛や鶏さんたち。なぜって、彼らが食べている飼料のコト。トウモロコシや大豆や雑穀などの主原料に添加している合成物。それは抗酸化剤・防カビ剤・粘結剤・乳化剤・PH調整剤・抗菌剤・抗生物質・ホルモン剤・着色料・合成ビタミン・ミネラル。しかもその主役の主原料は遺伝子組換えの種で、さらに農薬や化学肥料で育ったもの。

テレビで食レポタレントが「しゃぶしゃぶ」と言いながら〇〇牛を口に含み、「わぁー柔らか～い」と言っているのをよく目にする。たっぷりとサシが入った旨くて柔らかい霜降り牛。日本の畜産農家の努力の賜物である。しかし世界には、柔らかな肉にするために合成女性ホルモン剤の入った飼料で育てられた鶏や、牛乳を早くたくさん採るために乳房を大きく成長させる、ラクトバミンなどの成長ホルモン剤（日本では高度成長期から使用が始まり1998年に製造中止）の入った飼料で育てられた乳牛などもかなりいるようだ。このような飼料を食べて育った動物たちの肉や乳製品を食べている人間に、なにも影響がないはずはない。

1990年代初頭に、奇形のサルやカエル、魚類や巻貝などのメス化や両性具有などが問題になり各紙面を賑わせた。その原因とされたのが、農薬や塩化ビニールなどから発生するダイオキシン、化粧品や洗剤などに使われる界面活性剤、先に述べた薬剤やホルモン剤など、これら化学合成物質を総称して「環境ホルモン（内分泌撹乱化学物質）」である。新聞雑誌のほか、『飽食の予言』（岡庭昇著、情報センター出版局）や『メス化する自然』（デボラ・キャドバリー著、集英社）など、世界中で関連の書籍もかなり出版され、またNHKドキュメンタリーでも放送され、自然界の汚染だけではなく、不妊症・生殖器の奇形やガンの他、免疫系や神経系疾患・アレルギー・IQ低下など、将来の人間への影響も懸念された。

「その個体、もしくはその子孫の世代いずれかの段階で、健康障害性変化を起こさせる物質」と言われた「環境ホルモン」という言葉は、いつしかあまり見られなくなった。環境ホルモンが母体から子へ影響を与えるかどうかについては、まだ明確な研究結果は得られていない。それはつまり、影響を与える可能性もある、ということだ。科学的にはまだ、その関係性は実証されてはいないが、「性同一性障害」「不妊症」など、人類の存続に関わる病気や障害に苦しむ人々が確実に増えた現代、さまざまな環境ホルモン物質を見直す必要性を感じる。

話は畜産に戻り、輸入肉など食べる人間への害も怖いが、当の動物さんの方がもっと悲しい。合成物オンパレードの飼料がかえって免疫力を落とし、「口蹄疫《こうていえき》」「鳥インフルエンザ」という恐ろしい病気が流行り殺処分される。そのときの動物たちの悲鳴は耳を覆うほどだそうだ。当時の新聞記事には、処分を（動物の本能で）察して涙を流す牛（2010年5月26日付「読売新聞」）や、電気ショックをあてられ悲鳴をあげるブタ（同年5月24日付「朝日新聞」）など、殺処分に同行した社会部記者のせつない想いと、なによりも生産者の深い悲しみがつづられていた。読んでいるこちらも涙でむせたものだ。

島根県の奥出雲に木次《きすき》乳業有限会社がある。ここの牛乳は、通常の高温殺菌（75℃～120℃）の牛乳と違い、カルシウムやたんぱく質などの栄養素を損なわない低温殺菌（62

℃〜65℃30分）の「パスチャライズ牛乳」として、1978年に日本で初めて発売されたことで有名だ。

1955年の創業時、乳牛のエサである牧草の栽培に農薬や化学肥料を使っていたが、牛たちが乳房炎や繁殖障害などの病気に次々とかかり、思い切って自然の野草だけを与えてみたら治ったという。動物も人間同様、自然治癒力や免疫力をかえって低下させてしまう合成物質は、必要ないということである。木次乳業は有機農業の必要性を感じ、有機栽培も始めた。当時日本の風土では、欧州のように質の高い牛乳はできないと考えられていたが、奥出雲の風土に合わせた健康酪農による濃厚で美味しい牛乳を作り続けてきたのだ。現在百数十頭の牛たちは、安全な野草を放牧によって自由に採食し、奥出雲のきれいな空気と水と太陽を浴びて、のびのびと育っている。創業者の佐藤忠吉氏は大正9年生まれ。ご健在である。

生き物の命をいただいたり、生き物の命をお預かりする生業《なりわい》。その命のためにも、ヒトの健康ためにも、地球環境のためにも、その責任は重大なんだなぁ。

ある青年兵のはなし

動員兵約9万名のうち、戦死及び傷病者7万8千名という、太平洋戦争史上で最も悲惨な戦闘として名高い「インパール作戦」に、ある青年兵が動員された。

昭和19年3月、20歳のときであった。無理な作戦続行のなか、イギリス軍が迫り弾薬も食糧も底をついたとき、手榴弾が配られた。「自爆せよ」ということだ。

彼は思った。

「なんでここで死なないけんとか！」

「生きて家に帰るんや!!」

スキをついて逃げた。日本兵の餓死者、疫病死者が延々と横たわる道なき道ジャングルをさまよい、野を越え谷を渡りようやくたどり着いた集落でも、日本兵と見るや否や袋叩きに遭い、気づいた所はイギリス軍の野戦病院のベッドのなかだった。

終戦後、身内から「もう生きてはいまい」とあきらめられた頃、故郷へ戻ってきた。仕事に就き、結婚をし、娘や息子を授かった。子守唄は、思い出したくもないはずの軍歌が口をついて出てくる。

「勝ってくるぞと勇ましく……♪」

太腿にはふたつの銃弾のキズアト。反戦・反体制運動にも参加した。真面目にこつこつ働いた。しかし、56歳の若さでガンに倒れ亡くなるまで、悲惨な戦争体験は実兄ひとりに話したきり、妻子には一度も話すことはなかった。

今天国で彼は、どういう思いで日本のこと、憲法九条のこと、オキナワのこと、アジアのこと、世の中のことを見ているのだろうか。

ニッポン、チャチャチャ

「ニッポン、チャチャチャ」の応援のもと、オリンピック・パラリンピック競技の各会場に掲げられている世界中の国旗のなかでも、ひときわ目立つ「日の丸」。シンプルで上品でとても美しい。

かつて日本は、世界で最も東に位置する国と言われていた。地球上の地理が解明され、日付変更線が確立される遥か昔々のことである。聖徳太子が日本を「日出《ひいず》る処《ところ》」とし、毎日お日様と最初に出合える国「日《ひ》の本《もと》」ニッポンとして、「日の丸」はその証の国旗だ。

しかしアジアには、日の丸が嫌いな人がたくさんいる。日本にも「戦争を思い出すからつらい」と言う人がいる。1960年代までは、正月や祝日にはほとんどの家庭の玄関に日の丸が掲げられていたが、「軍国主義の象徴としての日の丸」に抵抗を感じて、1970年代頃から、運動会や卒業式などで国旗掲揚をしたくない人が増え、次第に日の丸を掲げにくい国になってしまった。私自身も、反戦思想の父や高校の恩師などの影響を受け、中学・高校と国旗掲揚の度に、下を向いていた一人である。

しかしヨガと出合って、日の丸に罪はないことに気づいた。

太陽が爆発して地球が生まれた。太陽があって生命が生まれた。海・山・木・草が育まれ、人はそのなかで生かさせてもらっているのだ。ヨガには「スリアナマスカル（「太陽礼拝体操」）」という体操がある。早朝昇る太陽に向かって、地球の源・太陽に感謝し太陽のパワーをいただく体操だ。

そんな大切な大切な太陽、お天道様を象徴した素晴らしい日の丸なのに、戦争のせいで負のイメージを背負わされてしまった。しかし、政治的に右だとか左だとかではなく、素直に「お日様からの恵み」という感謝の気持ちとして、国旗日の丸を愛したいと考えるようになった。

オリンピックとパラリンピック。夏冬2年毎に感動をくれる日本人選手たちの活躍。テレビに向かって一喜一憂する私たち。現地会場には日の丸の小旗を振る人や、大きな日の丸を持って右から左に走る人。「日の丸を掲げるために頑張りました」と語った水泳の選手。二度目の東京オリンピックもやってくる。きっとたくさんの日の丸が揚がり、感激の涙を流すことだろう。

日の丸はもっともっと日本人に愛されてもいいような気がする。オリンピックやパラリンピック、ワールドカップのときだけじゃなく、素直に当たり前に、太陽のお膝元「日の本ニッポン」の国旗として。

托鉢のお坊さん

「托鉢のお坊さんは、貧しい人にほど寄って来る」という話を聞いた。貧しいとは、お金のことだけではない。特に心が貧しい人・心にゆとりがない人にだ。「私には今そんなゆとりはない。なににこのお金を使うの？　寄って来ないで」と逃げ腰の人にほど、寄って来られるお坊さん。人は誰でもお金がないと、つい心まで貧しくなってしまう。そんな人の心の弱さを戒めるためである。

僧が、鉢を持って道行く人や家々の前に立ち、米や銭を乞う托鉢の修行は、そんな心の貧しい人を見極め、そういう人々を悟らせ立ち直らせるための修行でもあるそうだ。さらに言えば、心にゆとりのあるお金持ちからたくさんのお布施を集めてしまっては、僧自身としての修行にならないということもあるのだろう。

学校の授業で、先生から当てて欲しくないときに限って当てられたり、ＰＴＡの役員になりたくないのにクジで当たってしまったりという経験はないだろうか？　神様仏様はそんなマイナスのオーラ（氣）を見逃さない。「ないとき」ほど世のために「出す」ことを、「後ろ向きなネガティブ思考」の人ほど「前を向く」ことの大切さを教えて下さっているのだろう。

「氣」というのはスゴイ!!　気の持ち方次第で人生を劇的に変えられる。氣合を入れて弱気を強気に、病気を元気に、いつも健気に「前向気《まえむき》」に過ごしていけば、きっと良いことがたくさん押し寄せてくるはず。『氣』は心。『氣』持ちが人生最大の道しるべ」と、あるヨガの大先生も言っておられた。

最近はなかなかお見かけすることもないが、もしいつかどこかで托鉢のお坊さんを見つけたら、お金にゆとりがなくても、たとえ1円玉でも10円でも「気持ちだけは1億円ですよ」などと進んで入れてみたい。いや托鉢のお坊さんに会えなくても、募金活動をされている方々にも協力したい。相手は誰でも良いのだ。誰のためでもない、自分自身の「前向氣」に生きる姿勢として。

笑顔がない……

「残念。笑顔がないなぁ」

どの子もこの子も目すら笑っていない。指揮棒を振っている女性の先生を横からのぞいて見てみると、やはり笑っていない。体はリズムに乗せて揺らしているのに顔は能面のように表情がない。若くて美しいのにもったいない。笑顔がなくても、緊張感や一生懸命なオーラが伝わってくればまた印象も違うのだが、それも伝わってこない。人前で歌うことに慣れ過ぎているのか？　どうもその舞台の一団だけが、切り取られた白黒の無機質な映像のような、とても不思議な印象なのだ。

ハタと周りの観客を見回してみる。老若男女、子どもたちの歌声に聴き入ってはいるが、やはりだれも笑っていない。微笑んですらいない。表情って連鎖するのかなぁ？　と、ある大型ショッピングセンターでの合唱団とその周りの光景。

どこからともなく聴こえてきた少女たちの美しい歌声に吸い寄せられ、イベント広場へ行ってみたときのことだ。掲示板によるとこの〇〇少女合唱団はいつも九州地区で上位に入る実力派だそうだ。「となりのトトロ、トットーロ」「カントリーロード♪」とレパートリーも広くたしかに上手い。なのに聴いていて楽しくならない。「ホンの少しでも笑顔が、いや表情だけでもあったらなぁ」と思う。この子たちは歌っていて楽しいのだろうか？この先生はどんな気持ちで指揮棒を振っているのだろうか？

小学5年生のとき、担任で合唱部顧問のK先生指導の下、合唱コンクールに出たときの記憶が、生々しくよみがえってきた。自分がどういう顔をして歌ったのかは覚えていないが、必死だった。そして、多分子どもたち以上に緊張した面持ちで、目を充血させて一生懸命に指揮棒を振っておられたK先生。みごとに予選落ちして、やはり子どもたち以上にガッカリしておられたK先生の表情が、よみがえっていた。たしかに笑顔はなかったが、先生も我々子どもたちも「懸命なひととき」だった。あのとき、「作り笑い」をするだけでも、緊張はかなりほぐれるものだということを知っていれば、結果は違っていたかもしれない。

そういえばウィーン少年合唱団には穏やかな表情があるなぁ。ゴスペルの黒人さんたちは、楽しげに表情豊かに手足でリズムを取りながらハモっているなぁ……と、引き合いに出すのは、子どもたちに気の毒かな？　しかし、子どもであろうと大人であろうと、プロであろうとアマチュアであろうと、主旨がどうであろうと、それが歌や音楽でなくても、「人前でなにかを表現する」ということは、受ける側の心を動かすことがなによりも大切なのである。それは、演奏や演技後にホッとするのも束の間、観客側から押し寄せる感動のため息や拍手の嵐こそが、表現者の最大の歓びでもあるからだ。

「子どもたちにそんな歓びを味あわせたい」

それこそが、指導者の使命でもあるように思う。それこそが、日常のなかでも「自分を表現し、相手の心を動かし、自分の歓びや幸福感やさらに円滑な人間関係」にもつながるからだ。その第一歩が「笑顔」なのだ。

近年この合唱団に限らず、笑顔どころか無表情な子どもや若い人たちが多いことに不安を感じる。皆、自分自身が「笑顔の少ない人間」だということに、気づいていないのかもしれない。笑顔を作る必要性を考えたこともないのだろう。しかし笑顔のパワーはすごい。自分がにっこり微笑むと、相手も必ず笑顔を返してくれる。にっこりとにっこりの相乗効果で周りの空気は一瞬でプラスの気に変わる。返された笑顔は自分の心にポッと幸福感を灯す。そして笑顔を振りまけば振りまくほど、最初は小さかった幸せの灯が「幸せの種」になり、それがどんどん育っていく。自分のちょっとしたにっこりが廻り回って幸せを連れて帰ってくる。

また、スゴイことに、笑うことで体のなかのＮＫ細胞（ナチュラルキラー細胞）などの免疫力も増えるというのだから、微笑まない手はない。形だけでも良いのだ。そのうち心もついてくる。ちょっと目じりを下げて口角を上げてみよう。その次は歯を出してみよう。その次には顔中の筋肉を使って笑ってみよう。幸せを呼び込む顔ヨガ・笑いヨガである。ほっておくと顔の筋肉は下がるばかりで、どんなに若くてもすぐに老け顔・暗い不幸顔になってしまうぞ。

そりゃあなかには、偏屈で不機嫌を絵に描いたような可哀想な人もいて、そんな人に笑いかけるなんてとんでもない、と思うかもしれない。しかしそういう人にこそ、幸せの種を植えつけてあげたい。年中不機嫌な人が、照れながら笑顔を返してきたら、どんなに嬉しいことだろう。

「幸せの種」である笑顔をあの合唱団の少女たちにも振りまいてほしいものだ。

外壁事件

ある春の日、店の駐車場で花の植え替えをしていた。ふとプランターが並んでいる外壁に目をやると、真新しい大きな凹み傷がぁー！！！

どなたか車をバックで駐車する際に、輪留めを越えてブチ当ててしまったんだろう。お気に入りのアジサイが折られたり、カボチャのオブジェがいつの間になくなってしまい、心を痛めていた矢先、「今度はこれかい！」である。

どうせ、九分九厘当て逃げだ。「梅雨に入る前に修理しないとなぁ。経費節減の折、厳しいな〜」と思っていたら数日後、なんと無記名で現金が送られてきた。「帰宅して車のキズを見て気づきました。修理の足しにして下さい」と5万円。

「すごい！　凄すぎる。黙っていればわからないことですよ〜名なし様ぁ」

「5万円あればなんとかなる」と、思わず天を仰いで合掌。そして感激のなかありがたくいただき、無事梅雨入り前に修理を終えることができた。

この名なし様（様をつけるのは、多分お客様なので）、ホントは当てたときに気づいて逃げたのか？　80歳代でも運転する昨今、ご高齢のあまり「うん？　今のなに？」くらいでまったく気づかなかったのか？　気づいても、この先罪悪感を背負って生きたくないから5万円を送ったのか？　……名なし様に想いを馳せれば色々考えられるが、真実はわからない。私は松本清張のような推理作家でも、人の心のひだをあぶり出す芥川賞作家でもない。とにかく真実はどうであれ、この名なし様は、「せめて5万円でも……」と送ってくれたのである。自腹を覚悟していたから、素直に「ヨカッタぁ」である。

ヨガの修行をしていく内に、「世の中には偶然はない」ということに気づいてくる。良いことも悪いことも、自分に起こるすべての出来事は、自分の潜在意識が引き寄せる「必然」であると思うようになった。悪いことが起きたときは自分を振り返り、こんなことを引き寄せたのは、なにか自分に反省すべきことがあるとき。良いことが起きたときは神様からのご褒美と、「ますます励め」の激励と捉えるようにしている。ヨガ的思考のひとつだ。

この考え方に慣れているせいか、自転車操業、折られたアジサイ、なくなったカボチャのオブジェ、そして外壁の当て逃げ……でも、見ず知らずの誰かを恨むでもなく、はがゆい思いを抱くでもなく、逆に次第に大きくなる負の連鎖を引き寄せている自分自身に疑問を抱き、落ち込みふさぎ込みそうになった心を、変な話だが当て逃げ犯の「せめて5万円でも……」が、救ってくれたのだ。葛藤を乗り越えたであろう名なし様が、私に起こる負の連鎖を、断ち切ってくれたのだと。

ヨガの教えのなかに「自在仏祈念《じざいぶつきねん》」という教えがある。「自分自身のなかに宿っている神仏を大切にして生きていきましょう。それは自分自身を大切にして生きていくことです」。つまり「誰でもが必ず自身のなかに持っている、正直・誠実・謙虚・優しさなどの〝善意〟から目を逸らさず、それを磨きながら生きていくと、必ず平和で幸せな日々を送れますよ」ということである。

簡単なようで簡単でない。「誰も見ていない。誰も知らない……ならいいんじゃない？」とズルをしたくなる。しかし、誰も見ていないのではない。自分自身の〝善意〟が見ている。「あの人のせい、この人が悪い」と、つい他者のせいにしてしまう。しかし、誰が悪いのではない。自分自身の「悪意」が「善意」を越えて、引き寄せているのだ。そして、そのすべてを自分のなかの神仏が、しっかりと見て下さっているということに気づかなければならない。

「見られている」と意識しながら日常を送っていると、自分のなかの「善意」が「悪意」をどんどん浸食していき、争いごとや不愉快なことが少なくなるから不思議だ。あの名なし様も「善意」が「悪意」を侵食して5万円に至ったのかもしれない。今頃はきっと平和で幸せな日々を送っておられることだろう。

トイレの神様

各家庭の各部屋には神様が住んでおられて、トイレには最後にやって来られた神様がいらっしゃるそうだ。

一家が新居へ引っ越すと、神様たちも守り神として各部屋に住むために、お祝いの品々を抱えてやって来る。ご到着順に居間・寝室・台所……と入居される。そうして、他の神様よりもたくさんの金銀財宝をかかえて「えっちらおっちら」よろよろと、ようやく最後にたどりついた神様は、残っていた部屋がトイレだったので「どっこいしょ」と金銀財宝と共に住まわれた。その名もウスシマ（烏枢瑟摩）明王様。不浄を清浄と富に変える神様として、密教やヨガの世界では有名な神様である。

ウスシマ明王様は、家人が「トイレの神様、いつもお守り下さりありがとうございます」と唱えながらトイレを磨けば磨くほど喜んで、金銀財宝を幸福や富や健康に変えて、その家庭に振る舞われるそうだ。

もちろん他の部屋の清掃も大切だ。ヨガの教え「清浄（サウチャ）」を出さずとも、人生の拠点である住居を清浄にできなくて、人生の成功などあり得ないと言っても過言ではない。世の中、学校でも職場でも、掃除に始まり掃除で終わるのに、我が家の掃除ができないなんてとんでもないことである。特に「排泄」という、健康を左右する大切な場所のトイレが、一番汚れやすい部屋だからこそである。「トイレの神様」は昔の人たちが考えた教訓話なのかもしれない。

それにしても「トイレの神様が住みやすいように」と願いながら、素直な気持ちで毎日トイレを磨いていると、自分自身の身も心も浄化されて、本当に神様がニコニコと喜んで、幸福を振る舞って下さっているに違いないという気になってくるから不思議だ。

2010年に「トイレの神様」という歌が流行った。「べっぴんさんになれる」だけでなく「幸福」にもなれるんです。

スーパーアイドルネコの「ダイ」

ヨガのポーズは8万4千種類あると言われている。そのうち日本の各流派で行われている数は、せいぜい20種類～100種類だろう。そしてそれらポーズ名の大半が動物や生き物の名前である。

ヨガのポーズの起源は、インドの修行僧がさまざまな生き物の動きを観察し、それを真似ることで動物としての本能を呼び覚まし、より自然に近づける感覚を得、体調も良くなったからだと言われている。ラクダ・ライオン・白鳥・バッタ……そしてなんと言っても代表的なのは、ネコのポーズだろう。我々もヨガを始めたときから、日に一度は必ずやる愛着あるポーズだ。そんな我々が、まさか生きた本物のネコを飼い、そして悲しい別れまで経験するとは思いもよらなかった。

ネコのダイは（♀）、11月の氷雨が降りしきる日にいなくなった。あちこちの動物病院や保険所に聞いても見つからない。写真入りのチラシを作り配って回った。3日後、交番にチラシを持って行く途中でおまわりさんと出くわした。チラシを見せると、実はご近所のお宅へ野良ネコらしき死骸を引き取りに行くと言う。「どうかダイじゃありませんように、どうかどうか……」祈りながら同行した。しかしそのお宅の裏庭に横たわっていたのは、まぎれもなくダイだった。冷たく硬くなったダイを両手で抱え、泣きながら家まで歩いた。処分される寸前に見つけられたことは奇跡だ。死んでも家へ帰りたいとダイが引き寄せたに違いない。仕方ないシカタナイ……自分に言い聞かせる。しかし、突然逝ってしまったダイの穴は大きすぎてふさぎようもなく、皆ただ泣くばかりだった。

　ダイはアイドルネコだった。ある夏の日にどこからともなく現れた。まだ子どもの野良で妙に人なつっこく、名前をつけるとすぐに覚え、遠くにいても呼べば「ニャンニャン」と返事をしながら飛んで来る。手や顔を近づければ犬のようにペロペロなめる。狩りも得意でトカゲやバッタを捕まえては玄関先に持ってきて雄叫びをあげる。他のネコを可愛がるとヤキモチをやいてネコパンチする。ほんとおもしろくて賢いネコだった。

　店のお客様からも随分可愛がられた。特に子どもたちは来店するなり「ダイちゃんは？」とたずねる。動物にまったく触れなかった母娘も、ダイのお陰で触れるようになったと喜ばれた。「ダイは招き猫ですよ。寒くなる前に正式に飼ってやって下さい」。秋も深まる頃、スタッフがつつき始めた。良いことづくめのダイを野良のまま、寒さにさらすのは可哀相だと言うのだ。たしかにダイが現れてから、不思議とお客様が増えていた。食物を扱う店が動物を飼うことに抵抗があったが、とりあえず動物病院に連れて行って診てもらうと、ダイは猫白血病という不治の病で免疫力が低いため、軽い風邪でも死に至る場合があると言う。あんなに元気でやんちゃなのに……ということで、ご縁を大切にするヨガの精神にならい、結局飼うことになったのだ。

ダイは、すぐに「家猫《いえねこ》」という立場にも慣れ、昼は店の周りで本家本元「ネコのポーズ」で伸びをしながら愛想を振りまき、夜は枕もとで一緒に寝るという日々のなか、私たちにとってダイが家や店の一員として「居る」ということが、かけがえのないものになっていた。本当にダイが招き猫なのかということよりも、皆「癒された」ということの方が大きかった。皆ダイを見ると、思わず笑顔になれたからだ。

しかし、1年後突然悲劇は起きた。雨に濡れ硬くなったダイに外傷はなく、原因も理由もわからないまま、愛する者の死という事実に直面した。昔、父を亡くしている。死別の悲しさや苦しさ、そして「あのとき、ああしていれば」というどうしようもない悔しさは、人も動物も一緒だと知った。縁があって一緒に住んだのだから、もっと大切に接してやることはできなかったのか？　命の尊さ重さそして儚さ、「生」ある者すべて平等なのだというヨガの教えを改めて思い知らされた。ちっぽけなネコ一匹ダイ。わずか1年余りの出会いと別れだったが、とても大きな意味があったと思う。

あれから随分年月が経った。今や大変なペットブームで、さらにネコの人気もうなぎのぼりだ。行き場を失って、殺処分されるたくさんの犬やネコがいる反面、お金を出して動物を飼うことに多少の違和感を持つのは私だけだろうか？　いずれにしても、古代のヨガの修行者が、動物に寄り添うことで多くのポーズを発明し心身の健康を得たように、人間が動物と共存することは、地球規模でももちろん大切なことである。さらに、一家の一員として寄り添いながら妥協し合いながら伴に日々を過ごし、人間と動物の種の垣根を超えた愛を育めるということは、とても大切で、とても幸せなことだと思える。

ダイの思い出はいつも鮮明によみがえり、そのたびに胸が締めつけられる。いまだにダイのコトを語ってくれる人は多い。ダイのお墓にと花束をくれた子どもたちも……。短い生涯だったが、きっと幸せだったにちがいない。

スーパーアイドル「ダイ」。やすらかに。そしてありがとう。

たまにはケンカに負けてこ～い♪

福岡県ではお馴染み博多東雲堂《とううんどう》「にわかせんぺい」のCM、「たまにはケンカに負けてこ～い」である。泥んこで帰って来たガキ大将風の息子に、これまた「博多ん母ちゃん」風の母親が、「またケンカしてきたっちゃろうが？　これ（にわかせんぺい）持ってあやまってきんシャイ」と叱り、その子が相手の子んちの玄関で「ごめ～ん」とあやまる。照れ隠しに「博多にわか」のお面を顔にあてる姿が微笑ましい。

昭和49年に作られた古いCMで、今でも当時のオリジナルのまま流れている。世の仁義をシッカと守るたくましい母ちゃんと素直に従う子。子供同士に漂う雪解け感……。「いいなぁ懐かしいなぁ」。今どきこんなシーンなかなかお目にかかれない。昔の母ちゃんは忙しかった。掃除・洗濯・お裁縫……みそ汁のダシは昆布やかつお節でしっかりと取り、おやつは手作り。そして子どもたちにもしっかり目を向けていた。

さて現代の母ちゃんたちの家事は、電子レンジ・全自動洗濯機・インスタント食品や冷凍品と、昔の母ちゃんに比べて随分短縮ができるようになった。しかしマイホーム・車・家族旅行・学費……とお金がいるので共稼ぎ。仕事を通して世の中のお役にも立ちたいし、ジムやエステと自分も磨きたいし、友人とランチもしたい。なので忙しい。つまり家事にどっぷりと浸かっていた昔の母ちゃんも、外に出て社会に貢献している現代の母ちゃんも、1日24時間精一杯忙しいのは同じだ。

では子どもたちへの目配りはどうなんだろう？　挨拶・言葉遣い・他者への気配りや思いやり・社会的なマナー。学校教育ももちろん大切だが、親が子どもを産み育てるということは、その子が「独立して家族や社会を作り、それを守るための一人前の大人」に育てて世に送り出すということ。動物じゃないんだから繁殖するだけでいいってもんじゃない。核家族化が進み、日々の生活のなかで学ぶべきことを教えてくれるはずのおじいちゃんやおばあちゃんは遠く、隣り近所のつき合いが希薄になっている昨今、礼儀作法を躾けてくれる小うるさいおばさんたちも居なくなってしまった。ならば、寝食を共にする親にこそ責任があると思える。

戦後の高度成長期、あこがれの家電三種の神器と言われた、白黒テレビ・洗濯機・冷蔵庫に始まり、にわかせんぺいのＣＭが作られた頃は、自家用車・黒電話・カラーテレビ・ハワイ旅行・マイホーム。さらにゲーム機・パソコン・ポケベル・ブランドのバッグや時計を経て、バブルがはじけても、グルメ～ランチ・ＰＨＳ～携帯電話～スマホ・液晶テレビ・ハイブリッドカー・宇宙旅行予約開始……と、ひとりの人間が子どものときから初老に差しかかった現代までの、わずか60年足らずの間、経済や科学はめまぐるしくすさまじく発展し続け、恒久的に文明の利器を消費者に与え続けている。

消費者とすれば、目新しい物があれば欲しい・進歩すれば買い換えたい・美味しいなら食べにいきたい……。手が届くのならなんでも欲しいのが人情だ。しかし、その欲しい物は本当に必要な物なのだろうか？　欲が勝り必要な物（事）と、思い込んではいないだろうか？　それを手に入れるために費やす時間やお金は、無駄ではないのだろうか？「欲しいが手が届かない。なら共稼ぎだ」と、「より快適に、より豊かにを求めて……」というのであれば、いつまで経っても「にわかせんぺい」の母ちゃんにはなれないだろう。

ヨガや仏教に「不貪《ふとん》」という教えがある。それは、「欲望のままあれもこれもと貪《むさぼ》ってはいけない。最小限度の必需品以外はいらない。貪るということは、現状に満足できない貧しい心や精神である。たとえ金銭や物品に恵まれた者であっても、それを護り失うまいとする所有欲もまた貪りであり、『欲しい・失いたくない』という煩わしさに心がみだれていることである。貪らず、現状に満足できる豊かでゆとりのある心や精神を持てば、自分にとってなにが大切なのかを見失うことなく生きられる」という教えである。

内閣府の調査によると、2013年度の共稼ぎ世帯の割合は全世帯の約60%である。その内、子育て世代の割合の正確な数値はないようだが、90%とも、いやいやもう100%とも言われている。どうも子育て世代の専業主婦というのは、過去の遺物のようだ。

子どもを育てながらも、共稼ぎをしなければならない諸事情も多々あるだろう。その稼いだお金をなにに一番使うのか？　残された時間をなにに一番使うのか？　欲を外に向けて貪る前に、わが子と遊ぶこと・わが子に教えること・諭すこと・語り合うことなど、やるべきことは山ほどあるはずだ。なによりもわが子が一番であるということを、見失わずにいて欲しい。

「にわかせんぺい」の母ちゃんのように、子どもから目を離さず目を逸らさず、豊かな心と精神でしっかりシッカリと頼みます。

父ちゃんもね。

サザエさん症候群とは

サザエさん症候群とは、日曜日の夕方6時半から始まる「サザエさん」を見ているうちに、「あーこれで休みも終わり。明日からまた仕事かぁ、学校かぁ」とユーツで落ち込んでしまう「週末うつ病」のことを言うのだそうだ。「サザエさん」がテレビで始まるということは、「休日が終わること」を意味している。日曜日の夕方に感じるなんとも言えない寂しさや、考えたくもない明日の仕事がフッと頭によぎり、「サザエさん」の一家団欒の様子が温かければ温かいほど、複雑な心境になってしまう……。

放送開始から、50年近く続く長寿番組だ。最高視聴率は1979年9月の39・4%で、1980年から2013年9月までの平均視聴率は22・9%（関東地区ビデオリサーチ調べ）というスゴイ番組「サザエさん」にしてみれば、心外なことだろう。

昭和30年代、高度成長期の真っただ中、もの心がついた頃には我が家はすでに核家族で、当然大家族というものを知らずに育った。しかし「サザエさん」の世界にある、お父さんとお母さんとネェさんとボクがいてワタシがいてタマやポチもいるような、日本の平和な家族の日常茶飯事はなぜか懐かしく、つい見入ってしまうしホッとする。

現実とのギャップを考えると、あまりの違いに愕然としてしまうが、他人の悪口は言わず、イジメや虐待もなく、汚職も談合も偽造も薬物中毒もドロボーも人殺しもない平和なアニメ・「サザエさん」の世界は、人として日本人としての完璧な理想型である。そしてまた、この理想型こそが、ヨガ八支則の1番と2番、心や精神を調える「ヤマ」と「ニヤマ」（本書15頁参照）の教えと同じなのだ。「非暴力」「不貪」「清浄」……などの教え。理想にすぎないと言われようがなんと言われようが、人として日本人として根っこに流れる「であるべき」精神の教えなのである。どんなに科学・経済・文化が発展し時代が変化しようが、人として生きるべき姿勢や精神は不変なのである。

実際、私たちの世代は高度成長期に生まれ育ち、「現代っ子」と呼ばれ、常に「過去にはありえなかった便利な文明の利器」と出合い、常に時代の先端を歩き、常に怒濤のような時代の変化に揉まれながら生きてきた。現代よりも目立ちはしなかったが、イジメや暴力もあった。しかしその横で、「サザエさん」は休むことなく、ひたすらずーっと理想型を続けてきた。昔の「現代」も今の「現代」も、その理想型がどんなに現実とのギャップがあっても、その理想型は必要なこと、たくさんの人が求め続けているからこそ、高視聴率の長寿番組になったのだろう。

「サザエさん」の世界もヨガの教えも、どのような「現代」に生きようと、「理想型」であるからこそ守り伝えていかなければならない。一個人として健康で心穏やかな一生をまっとうするため、そしてさらに、たった一個人でもどのような方法でも、世の中のお役に立てるために徳を積む。それがヨガ道の「人として生きる道」なのだ。

そのためには、心や精神を調えるヨガの教え「ヤマ」と「ニヤマ」を、ためらわずに実践して欲しい。始めは心がこもらなくてもいい。取って付けたような形だけでも構わない。人は自分が一番可愛い。さらに、自分ひとりでは生きてゆけないことはわかっているようで、わかっていないものだ。

しかし、「ヤマ」と「ニヤマ」を実践してゆくと、そのうち誰に対してもなにに対しても、「謙虚」と「感謝」と「愛」の精神が、必ず芽生えてくる。心や精神が調い始めた証だ。家族や友人や周りへの配慮をすること・素直に耳を傾けてみること・すべてに「ありがたいなぁ」と思うこと……。神社やお寺に行って、この世に自分を送り出して下さったご先祖様や、目に見えない神仏に手を合わせ、そして大宇宙や大自然にまで想いを馳せることで、「自己愛」が「博愛」に変化するものである。「ヨガ的思考」の始まりである。

さらに自分に合った、ヨガのさまざまなポーズや、呼吸法や正食法（本書で述べてきたマクロビオテック・断食法などの食生活）を実践すれば、健康で穏やかでそして愛にあふれる人生が送れるはずである。これが「ヨガ的ライフ」の始まりである。

たとえば、腹式呼吸法で、酸素をたくさん摂り入れ思い切り血液を循環させ、同時に活性酸素を除去し、代謝を上げながら自律神経をコントロールする。アンテナのポーズ（本書カバーの絵）で、宇宙エネルギーをいただき、胸筋を思い切り開くことで心も開く。さらに瞑想を実践すれば精神も調い、間違いなく「週末うつ病」も減るはずである。

「ヨガ的思考」「ヨガ的ライフ」で、日本人のすべてが持っているはずの「サザエさん一家DNA」を呼び起こし、皆が月曜日の仕事、月曜日の学校が楽しみに思える日本に、お年寄りを敬い家族を大切に友人を大切にご近所さんを大切に思える日本人に戻したいものだ。ちなみに、日本のアニメ史上最高視聴率のベスト3は、1位鉄腕アトム・2位ちびまる子ちゃん・そして3位がサザエさん。2位のちびまる子ちゃんも一家団欒の日常茶飯事アニメのひとつだ。

ある若いお医者さん

8年ほど前のこと、仕入れ先の主催により、「『正食（マクロビオティック）』による健康セミナー」が福岡市内で催された。そのとき講演されたある若いお医者さんの、「恥ずかしいことに我々医者は、医学生のときにまったく『食』の勉強をしないのです」という第一声に驚いた。というのは、「医学生には、食に関する教科がない」という、ヨガや自然食業界では周知の事実を、今さら医師の口から直接聴くとは、思いもよらなかったからである。

さらにその医師は、「命を助けるはずの医者が、命を育む正しい食『正食』のことを知らない」という矛盾を恥じていた。先に述べているように、「正食」とは無農薬無化学肥料の玄米、野菜や穀物や発酵食品を摂り、身土不二を守り、動物性食品や砂糖は（ほとんど）摂らず、常に腹五分～八分目を保ち、症状によっては断食をすることである。

当時、福岡市のT総合病院勤務のその医師は、以前奥様がひどいアトピーなのに、医師である自分が治せないことに悩んでいた。ある日ある正食の指導者と出会い、「食」の重要さを聞き半信半疑ながら玄米菜食をしてみるとアラ不思議、奥様は1ヶ月で完治した。なんの医療行為もせずに、普段の食を「正食」に変えただけで、アトピーが治ったどころか、ガンなどの難病までもが治ったという事例が多い「正食法」に驚き、そしてそれは当たり前のことなのだと気づき、病院でもさまざまな患者さんに「正食」の指導を始めた。しかし「診療の合間に、なぜお医者様が食べ物のことを？」と信用されなかったり、他の医師から白い目で見られたりと総合病院勤務の限界を感じている。

と、そりゃあ文明開化から、医学は西洋医学中心の日本である。患者さんにしてみれば、突然お医者様から「玄米」だの「野菜だけ」だのと言われれば、さぞや驚かれたことだろう。奥様が完治したからといって、正義感に溢れた熱血漢の医師という存在は、右に倣えの総合病院のなかで、かえってひとり浮いていたに違いない。それでも、講演会の会場のなかは温かい微笑に包まれ、最後に彼が、「私の夢は早く独立して食や自然の大切さを伝えられる病院を造ることです」と語ると、拍手喝采を浴びていた。

ヨガ講座や店のお客様方から、さまざまな健康相談を受ける。当然ながら「正食」の指導をさせてもらう。そしてその後、「お医者さんに、玄米を食べていると言ったら笑われた」とか「砂糖をやめていると言ったら怒られた」など、医師からの反対によって、「正食」に向けたお客様のやる気が萎え、ヨガ講座や店の信用も落ちるということが少なからずある。もちろん当方の説明不足で、医師側にきちんと「正食」の理屈が伝わらなかったということもあるだろうから、すべての医師が「正食」に理解を示さないとは言えない。

しかし、ヨガや自然食を実践する人たちの多くは、「熱には解熱剤、下痢には下痢止め、高血圧には降圧剤を」という「対処療法」だけの病院や医師は信用しない。

熱は38度まで上げないとウイルスは死なないのに、中途半端な熱で抗生剤や解熱剤を与え、ウイルスは死なないまま熱を下げたところで、せっかくウイルスを熱でやっつけようと頑張っている体内免疫隊を弱体化させてしまい、ズルズルと風邪を長引かせるだけ。下痢も「体に良くない異物」の侵入を速攻で排出しようとする免疫力の活躍であるのに、薬で阻止してどうするの？　である。熱の原因・下痢の原因・高血圧の原因・ガンの原因・免疫力……人それぞれ違う。患者の目を見て舌を見てお腹や背中に触れ、その患者の食などの生活習慣を理解した上で、その患者に合ったその患者のための治療が欲しい。

「その人」のための食生活や生活環境まで踏み込んだ「根本療法」、病気になる以前から食や運動やデトックスなどで病気になりにくい身体をつくる「予防医学」などは、まさにヨガから発生したインドの伝承医学アーユルベーダである。そして副作用のある新薬を使わず薬草を使う東洋医学の漢方や、温湿布にはこんにゃく・冷湿布には里芋・糖尿には桑の葉・咳にはレンコン……と、挙げればキリがないが日本の昔ながらのおばぁちゃんの知恵。そんな「自然療法」や「手当て医療」や「正食法」を指導してくれる赤ひげ先生にたくさん出会いたい。

　最近はテレビの健康番組などで医師たちが、「認知症には大豆レシチンを」とか「ダイエットにはキヌアを」などと、こぞってさまざまな食材を勧めている。なかには、玄米おにぎりのお弁当を食べている医師や、一日一食主義の医師もいる。また、地方の特産品を常食することで、その地方の人たちの「健康度」が紹介されたりもしている。オーガニック・ビタミン・ミネラル……と食材の性質がよく研究され、見ているこちらも勉強になるし、とても嬉しいことだ。ひと昔前と比べると、随分医師も変わってきたと感じられる。ここからさらに食材の「陰陽」の性質や「身土不二」の必要性までも広がれば、もっと嬉しいことだ。

　あのときの若きドクターは、今どうしているだろう。あのとき一生懸命に語り、聴く者の胸をうった「理想の病院造り」が、どうか現実になっていますように……。

ある老婦人の老後のはなし

彼女は45歳のときに夫をガンで亡くした。以来山あり谷あり、強くたくましく前向きに人生を歩んできた。定年を過ぎてからは、日々習い事をしつつ、友人たちとたまの旅行や食事会にも出かけた。80歳を超えた今でも車の運転はバリバリの現役。ファッションセンスも、お手頃な物を高価に見せる着こなし上手。財産はないが、ひとり気ままに充実した年金暮らしである。

しかし、他の町で暮らす息子や娘への心配事は絶えない。夜ひとりぼっちで寂しく、将来を不安に思うことも多々ある。また、「このまま心臓が止まって、何日間も誰からも発見されなかったらどうしよう」などという不安が脳裏をよぎった途端、眠れなくなることもあるそうだ。

同世代よりも若くて元気という自負があるとは言え、70歳を超えたとき、血圧が上がって頭痛がするので降圧剤を飲み始めた。75歳を過ぎたとたんに馬力が落ちて疲れやすくなった。80歳でヒザを傷めて正座ができなくなった。同じ話を何度もして注意される。息子や娘たちは自分たちの生活が精一杯で、とても頼れないから、寝たきりや認知症にだけはなりたくないと思い、「誰にも迷惑をかけず元気でポックリ」と自分に言い聞かせてはいるものの、具体的にどうしていいのかわからない。かかりつけの内科や整形外科の先生に相談しても、なかなか改善できずにもどかしいと言う。

「1割負担で病院代が少なくて済むからといって、9割は若い世代からの税金のお世話になってるんだから、お医者さんにばかり頼ろうとせずに、自分自身で解決できそうなことをやってみたら」と、彼女が今までまったく興味を示さなかった玄米や自然食品、体に優しい白髪染めやシャンプー、そして年齢制限がなく高齢者でもやれるヨガを勧めてみた。

玄米は、高齢者の胃には負担が掛かりやすいので、玄米粥にすると良い。認知症や骨粗鬆症の大きな原因のひとつと言われている糖質は控えてもらい、発癌性があり、呼吸困難などのアレルギー症状を引き起こすと言われているジアミン系薬剤が添加された毛染め、また抜け毛の原因になったり、頭皮を傷める危険性があると言われている合成界面活性剤入りのシャンプーやリンスは、草木染めのヘナや石鹸シャンプーに替えてもらうようにアドバイスした。

ヨガの「ヤマ」・「ニヤマ」の教えや瞑想法の実践で、日頃の不安や恐怖にも打ち勝ち熟睡ができるように。また、白鳥（開脚）のポーズやワニのポーズなど、高齢者でもやれるヨガのポーズで足腰を鍛えて、腹式呼吸法やフーンシーの呼吸法は、活性酸素をやっつけながら脳内に酸素を行き渡らせ、一層の認知症予防になる。

少しお金はかかるが、こういった食品や雑貨類、そしてヨガは医食同源や代替医療の役割りも大きいので、病院に行く機会も少なくなるだろう。

「何歳になっても前向きに生きてかなくちゃね」と彼女は、ヨガの講師で自然食品店を経営している娘がうるさく勧めるので、随分とその気になったようである。

日本は、4人に1人が高齢者の時代に突入した。2035年には、「3人に1人」になるそうだ。年金・医療費・消費税など負担増、老人や障害者などの弱者に厳しい法案が次々と国会を通過し、不安はぬぐえない。老いも若きも自分で自分の健康を守る時代がやってきたことを、自覚した方がいいようだ。

S家のお父さんとお母さん

S家のお父さんとお母さんは、60歳の定年までせっせせっせとお勤めした。お父さんはお母さんよりいち早く定年退職した年に、大好きなカラオケがやりたくて自宅の敷地内にカラオケスナックを建ててしまった。

カラオケ業界のことも水商売のこともなにも知らなかったが、とにかく始めた。自家菜園で、お父さんが育てた無農薬野菜をお母さんが調理してお客様に出す。半畳くらいの小さなステージとミラーボールもある。ふたりとも「合いの手」が上手いので、歌っているお客さんが一層気分良く歌える。

ふたりきりで営んできて25周年のとき、当初は遊び半分趣味半分と、遠目で見ていた息子や娘たちも加わり、皆で力を合わせてパーティーを企画した。会費制なのに集まったお客様は「おめでとうおめでとう」と約100人！　5時間の大パーティにお父さんもお母さんも嬉しそうだった。息子や娘たちも誇らし気だった。お客様たちも楽しそうだった。

お父さんは昭和6年生まれでお母さんは昭和9年生まれ。ふたり共最近は腰痛や膝痛に悩まされるようになってしまったが、昭和ひとケタはしぶとくたくましいぞ！　お父さんは畑や大工仕事の他にパソコンもする。お母さんは、数10キロの梅干しやラッキョウを漬け、100人分のそば打ちもやってのける。そして「食べり、持って帰り」とたくさんの人たちに振る舞う。

勤勉で働き者で土に親しみ食に親しみ、正にヨガ的ライフスタイルにプラス「和と義」を自然体で表わしてくれる、昔ながらの日本人らしいこのS家のお父さんとお母さん。

次の30周年をめざして今日も元気でたくましく、幸せそうだ。

大分県中津江村

大分県の中津江村は、サッカーのワールドカップが日本で開催されたとき、カメルーンの選手が合宿したことで有名になった村だ。

10年ほど前、当店のお客様からのご紹介で、その栃野地区の農家の方々が10人ほどはるばるやって来られた。栃野地区は山あいの心癒される小さな集落で、自然に寄り添う生き方を求めて、北九州市などから移り住んでいる方もおられるほどだ。しかし反面、若者の減少が進み高齢化率50％の「限界集落」でもある。

とり残されつつある老人、高齢に差しかかった自分たちに、これからなにができるのか？　もともと以前から農薬をほとんど使用せずに農産物を育てており、安全な野菜を扱うことで有名な道の駅にも卸している。しかし、野菜によっては年に数回農薬を使用し、肥料も化学肥料に頼っているため、村おこしも兼ねて減農薬から完全無農薬に挑戦してみようか……ということだった。

ヨガの「正食法」の教えの大きな柱のひとつは、なんと言っても「無農薬・無化学肥料」である。かといってこの方々に、ヨガの宇宙観がどうだこうだと話したところで、困惑されるに違いない。そこで、具体的に農薬による環境汚染や人体の影響などについて話した。少しでも農薬をまけば、「環境汚染の加害者である」という意識を持って欲しいということも伝えた。その後に質問。「卸している道の駅から『虫がいた』と苦情がある。完全無農薬にするともっと虫がつく。お宅は虫がいてもいいのですか?」と。もちろん「もちろんです!」と応えた。「無農薬でも、創意工夫によっては虫があまりつかない方法もあります」とも。

帰りのマイクロバスの窓から、「そんな大変なことができるのだろうか?」と、不安げな顔で手を振っておられる方もいた。ヨガの「正食」の教えは、さまざまな視点から見ても理想的な教えだが、ヨガという言葉の意味は「調和」である。「陰陽のバランス」「心と体のバランス」と、中庸を旨とする。決心がつかず尻込みをしている人たちに、なにがなんでもとごり押しはできない。静観を決めた。

その後2013年、栃野地区に「みんなが支え合う地域・元気な地域・自立した地域」

を合言葉に、「支え合い事業」としてＮＰＯ「つえ絆くらぶ」が設立された。困っているお年寄りの雑用や草取り、野菜の収穫などを手伝ったり、その野菜をこだわりのレストランなどに配達したり……といった活動をされているようだ。

あのときすでに高齢に差しかかっていた方たちのすべてが、無農薬無化学肥料栽培に取り組まれたかどうかはわからない。しかし、この「つえ絆くらぶ」の設立には喜び、さまざまな形で前向きに頑張っておられることだろう。

なにはともあれ「土」なのだ

ある30代の若いお母さんが、隣町の産直所で「無農薬野菜ありますか」と訊ねたところ、係の方に「無農薬の野菜など絶対にできない」と言われたそうだ。

当店でも「無農薬無化学肥料」の野菜と言っても、まったく信用してくれないお客様がいる。それだけ農薬や化学肥料を使わずに生産することは困難だと言える。

たしかに、高度成長期から何年も何年も石油系の農薬や肥料をまき続け、「死んでしまった土の上」で、今更無農薬無化学肥料の米や野菜を大量に作ろうなんて、逆立ちして地球を1周しても無理な話だ。微生物やミミズやモグラやクモたちがたくさん住んでいる「生きた土」にこそ、「生きた作物」が育つという基本の「き」の字を忘れてしまっている。

しかし、何億年も続いてきた自然界の決まりごとに逆らい、戦後の日本に農薬や化学肥料が入ってきて、たったの数十年で土を死なせてしまったという「時代の罪」に気がつけば、無農薬無化学肥料栽培も、できないことはないのだ。

現に、土作りから長年頑張ってこられた生産者はたくさんいる。除草も除虫も薬品に頼らずさまざまに工夫され、安全で美味しい野菜は本当にたくさん育っている。雑草は抜かず肥料も与えない「自然農法」。合鴨のヒナを水田に放ち、虫や雑草を食べさせフンは稲の肥料にさせる「合鴨農法」。茅やススキなどの草を発酵させ完熟堆肥にして土に還し農産物を育てるという、宇宙全体の循環を意識した「循環農法（大分県なずなの会赤峰勝人氏開発）」。鶏糞や米ぬかや残飯などの有機物にＥＭ菌（有用微生物）を混合し堆肥にする「ＥＭ農法」……とさまざまである。

そりゃあ、農薬をパアッとまけばパアッと草や虫は死んで楽な農業はできる。しかし、草や虫だけではなく、あらゆる命が危険にさらされるというリスクも大きい。生協や産直所に出荷されている生産者の方々も、「減」農薬に留まらず、ぜひ「無」農薬を実現させて欲しいものだ。

循環農法の赤峰勝人さん

彼を初めて見たのは1990年代前半、北九州市内の市民センターのホールだった。当時はヨガ講座を開いてまもなくの頃、食の重要性に気づきそれを訴えつつも、農産物の無農薬無化学肥料は絶対に無理だと言われていた時代だった。そんな折、「無農薬生産者の講演がある」とのことで行ってみたのだ。

200人くらい入るホールの壇上で、スポットライトを浴びたその人は孤高の獅子のような、「微動だにしない」大樹のようなオーラを放っていた。お百姓さんである。がっしりした体格だが、特別な威圧感がある訳でもなく、ボクトツかつ凛としたたたずまいから放たれる鋭いオーラはなんだろう?

彼の話に耳を傾けた。以下は、そのときの講演と彼の著書『ニンジンから宇宙へ』（なずな出版部）、『私の道』（なずなワールド）などからの抜粋である。

その人赤峰勝人氏は、1943年大分県臼杵市の農家に生まれた。慣行栽培（農薬や化学肥料を使用するという一般的な栽培方法）の農業を学び、慣行栽培の農家として生業を立てていたが、野菜は病気になる土は痩せてくる、それを補うために、さらに農薬や化学肥料を使う……の悪循環に、それらを使うことへの疑問を持つようになる。そして、痩せて元気のない野菜は、根が細く短くなっていく過程を経て、ほとんど根がなくなっていることに気づく。健康な野菜を判断するには「根を見る」ことが重要であり、さらに「良い根は良い土から」という結論に至る。

こうして理想の土づくりを目指す。有吉佐和子著『複合汚染』（新潮社）の主人公の「土からできたものは土にして土に返せ」にヒントを得ながら、「完熟堆肥」を作って土に返すしかないと、幾度も失敗を重ねながら試行錯誤の連続だった。

37歳のとき、鉄棒の上からコンクリートの地面へ真っ逆さまに落ち、頭がい骨が割れる大事故。50針を縫い6時間の意識不明のなか、なんと臨死体験（幽体離脱）を経験する。「白く光る黄金の光に包まれた私が、ベッドの上で意識不明で横たわっている私を見ているのです……『なぜ私が私を見ているのか』」……。この経験から、死んでいるはずの大事故からなぜ助かったのか？「これはなにか使命があるのだ」「自分は一度死んだ身。金もなにもあの世へは持ってゆけない。欲しい物はなにもない……欲を捨て無欲になれば気持ちも楽になれる……」と悟った。

その後、霊的な不思議な経験を重ねながら仏教の八正道を学び、祈り・瞑想・座禅を続け、玄米食や断食とも出合った。

農業の方では、土づくりは成功したものの納得のゆく野菜ができずにいたある日、アンモニア臭のひどい未熟堆肥の間近で栽培している白菜にだけ大量の蛾の幼虫が発生し、アンモニア臭の届かない白菜には発生していないことに気づく。どうも虫は、未熟堆肥から完熟堆肥になる過程に発生する、猛毒の亜硝酸塩（アンモニアがろ過バクテリアによって変化したもの）を含んだ野菜を好んで食べているようだ。さらに観察や研究を続けると、食べられた白菜の葉は亜硝酸塩を含んでいる部分だけで、その後はグングン生長して立派な白菜になったという。

つまり、日頃「害虫」と言われている虫は、やたらめったら野菜を食べているのではなく、ヒトや動物にとって毒の部分だけを食べてくれているというのだ。「害虫」などと言うのはとんでもないことである。また、「雑草」と呼び、除草剤までかけて殺そうとする草も、酸素や光や水を集めて土や野菜に不足した栄養素を補ってくれている必要なものである。

虫も草も「天から使命を受け人類や動物を守ってくれている『神虫』『神草』なのだ」と、農薬や化学肥料がまったく必要ないことを理論づける。

さらに1983年、ニンジン畑のなかの1本のニンジンを見つめている彼に、神が与えたヒラメキは、「大宇宙の循環」についてだった。この世はすべてのものが回っている。大宇宙のなかの太陽系も地球も、肉体も心も魂も……。地球上の微生物・昆虫・鳥・動物・人間のすべては「植物の命」をいただいて命を授かっている（肉食動物は草食動物の命をいただく）。植物は土と水と光で育ち、生き物のための食物や薬になり、一方では光合成をおこない酸素や水を作る。朽ちた植物は土に還り植物を食べた生き物は糞を土に返し、土中の微生物のエサになり良い土になり、また植物を育くむという循環。加えて、「陰陽」が宇宙（万物）を成立させていることを知り、野菜の陰陽の性質を理解し旬の大切さも説いた。

「この大宇宙（万物）の循環の法によってすべての命がつくられている。陰陽によってすべては成り立っている」

という、冷静に考えれば皆よくわかっているはずのことを忘れ、農薬や化学肥料など「化学の横やり」で破壊してはいけない。欲を捨て、宇宙の循環のまま自然に逆らわず生きることが最高の幸せの道である。

こうして彼は、無農薬無化学肥料生産を目指して12年の歳月をかけて「循環農法」を大成させ、1986年に「なずなの会」を発足して以来、日本中にメッセージを発信し続けている。年に一度の「断食会」はいつも満員。「弟子制」をおこない、全国から集まる「循環農法」を目指す若者たちを世に送り出している。

あのときから今日に至るまで、三度彼に会った。一度は別の講演会で、二度は「なずな農園」で。会話はほとんどないが、印象はあのときのままである。孤高の獅子。微動だにしない大樹。居合道五段・合気道三段の持ち主であるということだけではなく、まさに「ヨガ道」を地でいく生き方に、圧倒的なオーラを感じるのかもしれない。

自然に調和するというヨガの生き方は日本では無理ですか？

原発NO！　の署名運動をした。主催はお馴染み、大江健三郎氏や坂本龍一氏、瀬戸内寂聴氏らが率いる「さようなら原発1000万人アクション」だ。当店で集まった署名は200数名分、期待したほど集まらなかった。

ある男性から、「すぐに短絡的に反対するが、電気がないと困るやろ？　経済が落ち込むと困るやろ？」と言われた。そりゃぁ電気がないと困る。でも経済が落ち込んで、困るもなにも「個人の経済」が何年間もずーっと落ち込んでいるのだから、これ以上落ち込んだところで慣れっこというか、「今さら」である。それに今すぐに「はーい原発終了チャンチャン。電気要りません」と言っているのではなく、「できるだけ早く、再生可能な自然エネルギーに移行しましょう」と言っているのだ。

物は壊れる。活断層があろうがなかろうが、壊れるときは壊れる。同じ壊れるにしても、命にかかわる放射能をばらまく危険な物よりも、安心な再生可能自然エネルギーの施設の方が良いに決まってる。新しい施設を造るのだから経済は潤うのに、原発推進にまた巨額な税金をかけようとしている。未だに福島第一原発の事故処理は済んでおらず、汚染水が海に漏れ出したり、汚染地区の除染もいつ終わるのか、まったく不明だ。汚染地区の人たちは帰ることのできないないまま、休止中だった全国の原発再稼働が、徐々に始まった。使用済み燃料をどう処理するのかも決まっていない。しかし政治も行政も司法も原発マネーに頼る地域住民も、原発再稼働に向いている。

ホントにこれで良いのだろうか？　「お金が一番」の時代じゃないと思うんだけどなぁ。いや待てよ、「非核三原則」を謳っている日本では、もちろん核兵器は造れないが、いざ有事の際に原発さえ稼働していれば、「有事なんだから造っちゃえ」と、どさくさに紛れて核兵器を造ってしまおうって魂胆かい？……とまで勘ぐってしまう。

原発推進～「原発電気をもっと使って」とばかりに、家中が電磁波だらけになってしまうオール電化の推進（電磁波による心臓疾患などの害が大変懸念されている）。原生林破壊から犠牲になったクマやサル・イノシシなど山の生き物と人間との理不尽な闘い。そして何度でも言いたくなるが、取り返しのつかないほどの自給率低下と食糧廃棄率世界一。

この日本のありさまは、神様の怒りのビッグバンがきてもおかしくないほど、エゴとゼイタクが極まってしまったように感じられる。神様は日本全体に反省と自然に対する謙虚さを促されているのだと思えてならない。どんなに経済が発展し便利になったところで、自然の威力に勝るものはないのだ。自然に逆らえばしわ寄せどころかしっぺ返しは必ず起きる。逆らえば自然は脅威になる。

東日本大震災から5年が過ぎ、防災の見直しは日本全国に広がったが、狭い日本列島のなか、毎年これでもかと自然災害が起き、被災者の方たちのご苦労を知る度に、決して他人ごとではないと思える。

一個人として、今また改めて考えてみたい。資本や経済という以前に、「生きるってなに?」「喰っていくって?」「あるべき社会って?」と。一個人として、動き出すべきときなのではないのかということを。

そのためには今こそ、「ヨガ的思考」「ヨガ的ライフ」という「自然と調和し結びつく」べき思考と生き方、「ヨガ道」である。「であるべき精神の基本」に立ち返り、日本が世界中でいつも絶賛されているという「慌てず騒がず」「絆」「和を以て貴《たっと》しとなす」の精神を誇りに、今こそ生かしてゆくときなのだと思う。

民間や企業レベルで今から日本中が方向転換し、太陽光や風力と、また日本人持ち前のモノづくりの知恵と勤勉さを駆使し、創意工夫しながら未来へ向かうべきだ。もう既に動いている企業も増えてきた。日本人は強い、たくましい、そして優しい。きっと間に合うはず。これからの日本がいくべき道を、きっと神様が教え試されているはずなのだから。

日本の行事

たとえば夏なら、夏越《なごし》の大祓い・七夕・夏祭り・花火大会・盆踊りと目白押しの日本の行事。夏越しの大祓は、日本中の各神社に設けられた大きな「茅《ち》の輪《わ》」をくぐり、半年間のお礼と厄落としと家内繁栄の祈願祭。七夕は天の神様への感謝のお供えと祈願。夏祭りは地域の氏神様への感謝と五穀豊穣、無病息災、地域発展の祈願。花火大会と盆踊りはご先祖様や亡くなった方への供養と、どれも日本の昔ながらの神事や仏事だ。

2011年、3・11の震災の年、さまざまな行事を取り止めたという話を聞いた。このときこそ神仏に最敬礼をし、死者を弔うための花火を日本中で上げてもよかったんじゃないかなぁ。さまざまな行事は「ご先祖様に感謝し御霊を慰め、神様（大自然）に感謝し豊作を祈り、平和に健康に生きるためだ」という真髄が忘れられていたような気がする。これらの行事は（すべてとは言わないが）、いつのまにか商業主義に変貌してしまい、この年ばかりは、真の意味が忘れ去られているように感じたものだ。

昔の人は、自然のありがたさも脅威もよく知っていた。その自然を神仏に重ね合わせ、星の動きや月の満ち欠けに合わせて暦を作り、それを元に各地方に合った行事や信仰や、農作業を行ってきた。自然の動きに人の生活を合わせることが、一番ストレスがかからず生きやすいので、自然に寄り添って生きてきたのだ。神様をお迎えする正月の門松や締め飾りに始まり、商売繁盛の初午参り・厄払いの節分……と、日本人は1年間の行事を、見えないものへ感謝の気持ちと畏敬の念を持って、脈々と受け継いで執り行ってきた。ヨガの教えを知らずとも、自然（神仏）に調和して生きてきたのだ。

２０１３年に、伊勢神宮と出雲大社で遷宮が行われた。「陽」の伊勢神宮は20年に一度、「陰」の出雲大社は60年に一度と、陰と陽の遷宮がこの年に重なり、伊勢も出雲も大賑わいだった。さらに２０１５年は、日本のヨガの聖地高野山の開創１２００年で、世界遺産の山の町で粛々と仏事が行われた。

20年ごとに8年間もかけて、お社のみならず１６００点もの神宝といわれる調度品や装束を、１３００年前と寸分たがわぬ技法と形を、「つくり変え」によって伝承してゆく伊勢神宮の「常若《とこわか》」の精神や、さまざまな神事。仏像や経典を１０００年、１２００年という長い歳月、そのままの形で大切に保存し次代に託してゆく仏教界。スゴイことだ。

日本は無宗教が多いとか、結婚式は神前でお葬式は仏教でと、バラバラな宗教観と言われているが、決してそうではない。正月の三社参りや七五三、盆や彼岸のお墓参りなどの様子を見るにつけ、お祭り同様、日本人には神仏をなにかしら敬う魂が、きっちり備わっているように思える。

神仏という見えないものへの畏敬の念は、ヨガでも大切なことである。

毎朝「ヨーガ・スートラ」の根幹ともいえる般若心経を唱え、仏様やご先祖様に感謝する。祝詞《のりと》をあげて神様に感謝する。そして朝日に向かってヨガアサナ（ポーズ）と瞑想で一日のスタートである。毎月1日と15日には必ず地元の氏神様へ、日頃の感謝の気持ちを述べに参拝する。

四半世紀も続けていると、「神様と仏様とご先祖様が見守って下さっている」と心の底から信じられることが、救いでもあり歓びでもある。

第2章

オバさんふたりの大冒険
ヨ ガ ヨ ガ 人 生 ま っ し ぐ ら

Gパンと Tシャツ
両手には人参

プロローグ

Gパンと T シャツ両手には人参。これはユニフォームだ。あちこちの自然食品屋さんではエプロンを着けているスタッフの方々が多いようだけど、私は商品が入荷したときや、泥つきの人参や大根を洗うときに着けるくらい。私にエプロンはどうも似合わないらしい。本人は「まあまあイケテル」と思っているのに、相棒の篠澤瑶《しのざわよう》（♀）がエプロン姿の私を見るたびに「あんたエプロン似合わんねぇ」とぼやく。ぶっちゃけて言うと、昔一度結婚していた。「そのときは似合っていたはず！」と思うものの、まぁ似合うとか似合わないとか、あまり深く考えずに、GパンとTシャツだけのシンプルかつフレンドリーな恰好が自分には一番！　と前向きに考えている。

「両手には人参」ってぇのは、まさかいつも人参を抱えているわけではない。人参は冷えを改善し、カロテン豊富な免疫力野菜のトップクラスで、栄養価や効能は抜群!! そして料理のレパートリーの多さは野菜の代表格。さらにその明るいお姿♡ ひときわオーラを放つ存在感はまさに「キングオブベジタブル」と言えるので、店のキャラクターにしているのだ。「農産物を大切に考える」という、我らが自然食品店「香旬市場《こうしゅんいちば》」のコンセプトとして「両手には人参」をイメージしてもらえたらありがたい。そしてそのキャラクターの名前は「テラちゃん」。看板として店の前にいつもデーンと立っているし、レシートやポイントカードとあちこちにも現れる。

「テラ」とはラテン語で「地球」とか「大地」という意味だ。

農薬・食品添加物をはじめ一般的に売られている、合成(石油系)の洗剤・シャンプー・化粧品などで汚染された大地や河川。ダイオキシンや放射能などの大気汚染。そして同時に、汚染されるヒト・動物・虫・植物などの生物すべて。日本人として地球人として、今この故郷で生を受け生かされているひとりの人間として「見過ごせない。なんとかせねば」の意志のもと、「いつも人や地球の健康を考える店」「いつも旬の香りを絶やさない店」という想いを込めて、篠澤瑤(以降「シノザワ」)と伴に自然食品店「香旬市場」を起ち上げた。そしてキャラクターを人参の「テラちゃん」と命名したのだ。

ってことで私は、自然食品店「香旬市場」の店長である。が、実はそれだけではない。それは昼間だけの姿であり、ナント！　香旬市場の店長になるずっと以前から、ヨガのインストラクターでもあるのだ。

かれこれ30年前ヨガとの出合いこそが、一生を懸けての生きる指針になり、香旬市場を起ち上げるきっかけにもなった。ヨガとの出合い、それは波乱万丈、怒濤の人生のスタートでもあった。そしてその「ヨガの教え」こそが、山あり谷ありの出来事を乗り越えてゆける精神的支えになったのだ。

ヨガヨガ人生のスタート

さて、1980年代から1990年代の私は、GパンにTシャツとは大違い、商社勤務のOLとして三つ揃えのスーツにビジネスバッグといういでたちで、偉そうに世間を闊歩《かっぽ》していた。20代から30代の生意気盛りで、大人としてはまだまだ未熟者。独りよがりの反骨精神や正義感を振りかざしては、会社の上司に反発をしたり、若気の至りとはいえ言葉の遣い方を間違え、どれだけの人々を傷つけたことか。ヨガと出合わずあのまま歳を重ねていたら、とんでもないワガママおばさんになっていたに違いない。

ヨガと出合ったのは20代後半。そのヨガのテーマである「人として生きる道」を指針とし、今日までヨガを実践してこられた。そしてヨガをきっかけに、それから始まるオバさんふたりの大冒険でさまざまな人と出会い、さまざまなことを乗り越え、私は変わることができたのだ。

働ける場所があること・住める場所があること・ご先祖様がいて親がいて私がいること・叱ってくれる他人がいること・食べていけること・食べ物を育む自然があること・朝がきて夜がくること。そんな「当たり前」のことこそが「なによりも大切なのだ」ということに気づき、物質に囚われずありのままをありがたく謙虚に受け止めると、心穏やかで幸せになれることを学んだ。

しかし、その結論に行き着くまでには、当時の私はまだまだ若すぎた……。

１９８０年代、その頃の日本はバブル景気真っ盛り。残念ながらのバツイチ後、幸い安定企業に入社でき、安定収入に恵まれ、自由気ままな独身貴族生活に味を占めていた私は、今後再び結婚し家庭に入りたいという気にはまったくなれずにいた。それで、結婚前の勤務先の先輩で妙に気が合い、先輩後輩の関係から友人化していたシノザワと共同生活を始めていたのだが、ある日「なにか習い事したいね。ヨガでも習わない？」とシノザワが口火を切った。子どものときから虚弱体質で、社会人になっても年中会社の保健室通いだったシノザワは、ヨガをやり始めてとても元気になったらしい。その後、何年もヨガを休んでいたが、また始めたいと思ったようだった。

「じゃあ、やってみようか」と、とりあえずシノザワに合わせた感の私だったが、始めてみるとあっと言う間にヨガにハマり込んでしまった。あれよあれよ……1年という短期間で、ふたりはインストラクターの免許まで取得してしまったのだ。

「さあこの先なにをしよう!!」

世はバブル景気、現代じゃあ信じられないことだが、不動産分野では「転がす」、つまり買って売れば必ず大きな利益を摑めるということが当たり前の時代。「私たちでもやれそう」と頭金を貯め、「転がして利益を得るため」にメゾネットのステキなマンションの一室を買い、そこで「ふたりインストラクター」による夜のヨガ講座を始めたのだった。

少し話はさかのぼり、ここだけの話だが、シノザワは地元安定企業のお局様で高収入、長年つき合っていた彼氏と別れ、心機一転実家からも独立しようかと考えていた。その矢先に私の離婚話。「んじゃあ共同生活しよう」ということになったのだが、今思えばそのときこそが、私とシノザワそれぞれの人生の大きな岐路だった。それぞれの「別れ」の後に、ピッタリ！　意気投合し、今後待ち受ける苦難の連続、波乱万丈の道など思いもよらず、ふたりで一気に成り行き任せに駆け始め、ヨガインストラクターの資格取得、マンション購入、ヨガ講座開設、香旬市場創業そして現在にまで至ったのだから。

話は戻り、マンション購入からヨガ講座開講で、私たちは意気揚々だった。この世の春、順風満帆。「2～3年でマンション転がして利益は山分け」のはずが……、翌年、バブルがはじけた……。

ホント絵に描いたように世の中甘くはなかった。転がして利益を得るはずが、売却の機会もないままマンションの価値はみるみる下がっていった。しかしローンは払っていかねばならない。最初は単なる小遣い稼ぎで始めた私たちのヨガ講座が、1日でも早くローンを完済するための真剣な場になった。

共同生活をしながら、昼間はOL、夜はヨガのインストラクターに変身の日々が始まったのだ。

オウム真理教にまちがえられたけれど

ヨガにも色々種類がある。瞑想を主体とした「ラージャヨガ」、我欲を捨て奉仕の精神を貫く「カルマヨガ」、真言宗の基礎になったと言われており、呪文のような言葉を唱える「マントラヨガ」などなど。私たちが実践しているヨガは、ポーズや腹式呼吸により、心身や陰陽の調和（バランス）を取りながら「美と健康」を得るという「ハタヨガ（陰陽ヨガ）」で、公民館講座などの一般的なヨガ講座はこのハタヨガが主流である。

一般的にはポーズをして呼吸をして瞑想をして、「ハイまた来週」の繰り返しのなかで、スタイルが良くなったり体調が改善したりと、それはそれでそれなりのヨガなのだが、それはあくまでも実技主体の「な〜んちゃってヨガ」で、ハタヨガの本質はもっと奥が深い。

「ヨーガ・スートラ」というヨガ経典に書かれているさまざまな教義を通して、宇宙（自然）と人のつながりとは・心と体のつながりとは・人と食のつながりとは・人と人のつながりとは・そして「人として生きる道のベストな方法は、こういうことなのだ」を気づかせ教えてくれる。「え〜！　変な宗教じゃないのぉ？」と疑われそうだが、変でも怪しくもない。

そもそもヨガは、今から4500年〜5000年前インダス文明の頃、ヒンドゥー教の修行の一環として発祥し、日本へはインドから中国を経て、1200年ほど前に真言宗の開祖空海さんたちが、仏教の「行」のひとつとして持ち帰ったものだ。その後さまざまな形に枝分かれし現代に至ってはいるが、根本はれっきとした「人の道を説く」宗教であり、修行である。

そうそう、「変な宗教」と言えばあのオウム真理教事件。実は、私たちがヨガを習おうと検討していた時期は、オウム真理教が大々的に宣伝活動を始めていた頃で、チラシが自宅にも入り、「へぇーここに入会しようか？」と入会寸前までいったのだ。しかし第六感というやつか？　これといった理由はないのだが、どうも胡散臭《うさんくさ》いヤーナ感じの黒いモヤモヤが頭のなかに立ち込め、思い留まった経緯がある。

そして数年後のサリン事件！　「あのとき入会せんでヨカッタ!!」とか「同じヨガをする者としてなんと恥ずかしい。なんてひどい理不尽なことを！」と、他人事とは思えず憤りをぶつけていたのだが、それだけで済む話ではなかった。勤務会社の本社の最寄り駅が、よりにもよってサリンがまかれた駅のひとつだったのだ。被害に遭われた方々は本当にお気の毒だと思う。幸い本社の社員たちは寸でのところで免れて全員無事で良かった。

しかし、現場に近い本社の空気と、九州営業所の空気はまったく違っていた。数日経ってオウム真理教の犯行とわかるや否や、本社のT部長から電話。

開口一番「君、たしかヨガをしてたよね？」ときた。

「はい、それがなにか？」

「関係ないの？」

「……」

「……いや、ないならいいんだが……」

「はい冗談じゃございませんです！　ハイ」

と剣幕で応えると、T部長は納得したのかしないのか「そういうことなら……じゃ」と、怒りの持って行き場を失い意気消沈して電話をきった。

「なんだか私がオウム真理教の信者じゃないことにガッカリしてたみたい」と複雑な心境ながら、とりあえず勤務先では事なきを得た。

しかし、マンション周辺ではそう簡単にはいかなかった。どうも会う人たちが、よそよそしいのだ。ある日の夜中、寝入りばなに電話が鳴った。「先生！　遅かったねぇ。どこに行ってたんですか!? もう心配したぁ」と、ご近所で美容院を経営されているヨガの生徒さんのミスズさん。

「どっ、どうしました?」

「今日ウチの店に八幡西署の刑事さんが、先生たちのことを聞き込みに来たんですよ」

「えっ? ええー?」

「カクカクシカジカ……で『あの先生方は問題ありませんよ』と応えたら刑事さんはすぐに帰りましたが、先生たちが何時になっても帰宅されないから『なにかあったんやろうか?』と心配になって……」

と。その晩に限ってシノザワも私も帰宅が遅くなり、もちろん当時は携帯電話など普及していないから、ミスズさんはハラハラドキドキで待って下さっていたのだ。

よくよく聞いてみると、どうも「あそこヨガよ」とか「断食もするらしいよ」と噂が立ち、私たちのことをご近所のどなたかが、鬼の首を取ったかのごとく八幡西署にタレ込みをしたようで、ここ数日間刑事さんが、隣近所に聞き込みに回っていたらしい。なんだか腹が立って「私たちに直接聞けばいいのに」「これ以上変な噂が広がっても嫌だし、こっちから八幡西署に乗り込もうか」などとブツブツ言っているうちに、「あそこは問題ありませんよ」と、あの鬼の首を取ったごとくタレこんだご近所さんに、八幡西署から連絡があったと、廻りまわって私たちの耳にも入り、悔しい思いもなんとか収まった。

今でこそ笑い話だが、現代のヨガブームなど予想もし得なかったあのとき、親ですら私たちを疑うほどのヨガバッシングだったのだ。にもかかわらずウチの生徒さんたちはありがたいことに、各御家族に心配されながらも、せっせと通って来て下さった。そんな生徒さんたちへ芽生えた情と責任。最初はマンションを転がすまでの一時しのぎにヨガ講座を開講し、バブルがはじけた後はローンの完済をめざすためだけの講座だったが、そんな温かい生徒さんたちに報いるためにも、「皆さん健康で幸せに過ごして欲しい」と心から願うようになっていた。

インストラクターだからと言ってふんぞり返っていてはいけない。

「一般のカルチャー教室のような実技だけの講座に留めるんじゃなく、『これこそがヨガ』という講座をやろうよ」

生徒さん一人ひとりと向き合ってカウンセリングをし、それぞれの健康と幸せにつなげられるようなプログラムを組んだり、講義をしたり、生徒さんたちに「ここに来てよかった。元気になった。綺麗になった」と喜んでもらえるような講座作りをしよう。

こうして私たちは、オウム真理教事件をきっかけに気持ちが大きく変化し、インストラクター養成講座で学んだ知識以上を求めて、深く広くヨガを学び始めた。

神様仏様!! こりゃあ世のなかおおごとばい

決意を新たに、「ヨーガ・スートラ」などヨガの教義本や、佐保田鶴治《さほだつるじ》氏や沖正弘《おきまさひろ》氏など日本のヨガの先駆け先生方の本を買いあさり、会社の休み時間や就寝前の時間を利用して、一生懸命に勉強した。ヨガと一言で言っても、あまりの奥の深さに驚いた。インストラクターの免許を取得したとは言え、養成講座ではポーズや呼吸法などの実技が中心で、教義に関しては3割程度しか教えられてなかったことを知りあせった。軽い気持ちで流れに乗って、免許を取ってはみたけれど、よく理解していなかったことが山ほどあったのだ。

ヨガを実践する人のことを本場インドでは、男性はヨギ、女性はヨギーニと呼ぶのだが、既に講座を営み生徒さんたちから会費をいただきながらも、まだまだ未熟者の私たちはヨギーニならぬ「ヨレレレ」状態で恥ずかしかった。

ヨガの最終目的は「解脱」である。この「迷い・苦しみなどすべての束縛から解放される」という「解脱」へ向かうためのコンセプトが、「この世の生きとし生ける者すべてが大宇宙（自然界）のほんの一部分にしかすぎず、宇宙の動き即ち自然の仕組みに逆らっては決して生きられない。だから、自然を敬い自然に寄り添い、自然をいただく生き方こそ人として生きる道である」という当たり前のことなのである。

そしてそのコンセプトを実践するための教えが、まずは大きく4つに分けられる。第1は「禁戒（ヤマ）」「勧戒（ニヤマ）」という、例えば「暴力はいけない」とか「正直に」などの道徳的な調心の教え（こころのヨガ）。第2は「アサナ（ポーズ）」「皮膚鍛錬」などの実技調身の教え。第3は「呼吸法」「正しい食」など調気の教え。第4は「瞑想」など解脱に至るまでの、神秘的な精神世界の教えである。

これらの教えはさらに細かく枝分かれしているのだが、私たちの能力の範囲で可能な限り学んでゆくと、最後には大きな「気づき」が待っていた。「無限の宇宙のなかに私が存在していることの『奇跡』。そして生物のなかでも喜怒哀楽という感情や知恵のある『人』として、私は生かされている」ということ。

無限の宇宙のなかで、自分が存在することの奇跡が偶然なのか必然なのか、「ちょっと哲学してみようかな」と思っても、凡人の私には結論が出せるはずもないが、このときヨガと真剣に向き合い勉強ができたお陰で、生意気だった私は、たくさんの気づきと同時に深い感動と感謝の念が芽生えた。「ありがたい」と素直に両手を合わせることのできる大人として、大きく成長させてもらった。

さて、ヨガの教え一つひとつを紐解くと、ヨガはインド医学のアーユルベーダや東洋医学につながる。医学だけではなく生きるための知恵や生命哲学をも含むアーユルベーダはヨガそのものである。また東洋医学のツボや、そのツボとツボを結ぶ経絡《けいらく》の教えによってヨガのポーズの効果や効能につながり、副作用のある新薬ではなく、薬草や食材で未然に病気を防ぎ体質を改善するという、漢方や医食同源の教え、さらに日本で昔から「おばあちゃんの知恵」と言われる、ヨモギで止血をしたりレンコンで咳を止めたりネギで風邪を予防するというような、自然療法がヨガの正食の教えにもつながるのだ。

すると、天然の物が「薬」の役割をするのだから、当然農薬や添加物が入っていない物こそが安全で安心ということになる。いくら玄米が腸や脳の活性化に良くても、どんなにエゴマオイルが血栓に効果的と言われても、農薬や化学肥料や添加物がふんだんに使われていたら？　医食同源どころか、かえって体や環境に良くない。皮膚から吸収する洗剤や化粧品も同様である。

つまりヨガの教えから、東洋医学→医食同源→自然療法→自然食→食品公害→環境汚染→自然は大切だぁ！　と考えるようになる。だから昔からヨガをする人は、食材や環境の安全性にこだわるナチュラリストが多いのだ。

農薬をまいて生産された芋を食べて、手がないまま生まれたサルの赤ちゃん。魚の養殖場では、生け簀《いす》の網の目詰まりを防ぐために塗布される有機金属化合物などの影響による奇形魚。さらにそれを切り身のパック詰めにしてスーパーに卸す業者の実態。家畜や養殖魚のエサに含まれる抗生物質の危険性。人体実験的に使われる新薬。原発は本当に安全？企業とお役所の癒着……。資本主義、経済第一主義の果てに生まれたこれらの闇。決しておおっぴらに世間の明るみに出ることはない闇。このような恐ろしい記事や写真を見てしまった。知ってしまった（参考資料『今「食」が危ない』〈学習研究社〉など）。

そして気づいてしまった。

「こりゃぁ、世の中ただ事じゃない状態になっとる」ってことに。

「このまま世の中が進めば農作物・食品・化粧品・洗剤・建材……に含まれるダイオキシンなどの化学物質が原因で、成人病（生活習慣病）どころかアレルギーやガンなどの難病が氾濫し医療費がどんどん増えていく」

「環境ホルモンがジワリジワリと蓄積され、脳神経や生殖器異常、うつ病・アルツハイマー・猟奇的犯罪の日常化・男性のメス化・少子化……自然界では大気・大地・河川の環境破壊や異常気象……と地球規模で、ものすごく大変な時代がやってくるよ！」

生産者も企業もより多くの利益を上げるためには、コスト削減が必要↓大量生産する↓そのためには、農薬や化学肥料使用で、草取りや虫取りの労力を減らす。食品や化粧品や洗剤などへは、色や香りをつけて消費者が買いたくなるように仕向けるために食品添加物や合成成分を使用する。その結果、化学合成物質が人や動物を徐々に汚染していく。肥えた土は死んでしまい、生命力のない農産物しかできなくなる。河川も同様だ。

つまり、農薬・化学肥料・食品添加物・合成成分の氾濫↓得体の知れない病気や症状が増えて、自然も自然と一体の人や動植物もみーんな健康被害↓地球環境は瀕死に、人もペットも病院通い↓国も個人も環境保善費や医療費増える↓税金また上がる↓生活苦しくなる↓農薬・化学肥料・食品添加物・合成成分にまみれた「より安いものを」をさらに求める……の悪循環ばい！

すでに1964年に『沈黙の春』（新潮社）でレイチェル・カーソン女史が、1974年に『複合汚染』（新潮社）で有吉佐和子女史が、1977年に『化石の街』（労働経済社）で佐々木博子（2010年頃よりペンネーム桟比呂子）女史が、以降、岡庭昇氏の『飽食の予言』、石丸震哉氏の『41歳寿命説』（共に情報センター出版局）、赤峰勝人氏の『ニンジンから宇宙へ』（なずな出版部）など自然や食の汚染の恐ろしさについて警鐘を鳴らした方々が続いているにもかかわらず、世の中ひどくなる一方だ。

そしてついに、「私たち、もっとなにかせんといけんのじゃない!?　今以上に私たちにできることが、なにかあるはず」と思ってしまった。「ちっぽけで一市民のあなたたちが、なにもそこまで」と言われそうだが、神様仏様ご先祖様……う〜ん……とにかく、未知なるなにかに導かれたとしか言いようがなかった。

性懲りもなくまた突っ走り出した

「自然食品屋さんと自然食レストランをやろう!　そして、食や環境の大切さをたくさんの人たちに伝えよう!」

ヨガを追求しながら、私たちが行き着いた新たな「成すべき事」の結論だった。

たしか私たちは、マンションのローンを返すために会社勤めをしながらヨガ講座をして、地道な生活をしていかなくちゃならないはず。なのに夢物語のようなことを口に出したこのときから、現実の一歩が始まってしまった。

口に出したのは自然の成り行きだった。当時私たちもこだわりのG生協や自然食品店を利用していたが、減農薬はあっても無農薬の米や野菜はほとんど売っていなかった。また自然食レストランは、隣町に一軒のみ。しかも少々高級感があって庶民向けではなかった。

「ならば私たちが」だ。

現にヨガの生徒さんから「先生たちは、玄米・無農薬・無添加の食品や化粧品と言いますが、どこに行ったら売ってるんですか？　どこに行ったら食べられるんですか？」とよく訊ねられた。またある人からは、「知り合いの農家も食品メーカーも『無農薬や無添加など絶対に作れない』って言ってますよ」とも言われた。不自然な物が当たり前で自然な物が不自然のようになってしまった世の中に、なんの疑問も異議も唱える人は周りにはほとんどいなかった。親兄弟、友人、職場の人たちに伝えても「そんなの無理ムリ」と変わり者のように言われるばかり。今のようにインターネットは進んでいなかったし、TVや新聞などのマスコミも、スポンサーに気を使ってほとんど取り上げない。情報源は前記のような書物ぐらいだったから仕方がなかったとは言え、伝えようとしても通じない距離間は、永遠に縮まらないのではと思えた。しかし、一度燃え始めた「なんとかせんと！」の気持ちはもう収まらない。昔宮崎県の知事さんが「どげんかせんと……」と言っておられたあの勢いだ。

まずは会社の休日を利用して、情報収集のため東京や大阪に通った。行けば各駅ごとに自然食品店があり、無農薬野菜が並べられ、老若男女が次から次へと普通のスーパーのように気軽に買い物をしていく。自然食レストランでは、学生さんたちが玄米ランチを食べながらクラブ活動の話をしていたり、白髪交じりのご夫婦がおしゃれにオーガニックコーヒーを飲んでくつろいでいたりと、自然食の世界が違和感なく街のなかに溶け込んでいる。「凄い！　地方とはまったくちがう！」と、ふたりで驚きながら感動しながら、2年で30軒ほどの店を廻った。

当時福岡県の生産者や消費者の「安全な食や環境に対する意識」は、関東や関西に比べて10年以上遅れていると言われていた。さらにこの北部の小さなベッドタウンとなると15年遅れ、いやいやそれ以上と考えた方が良かったかもしれない。それでも前向きかつ軽はずみな私たちは「東京や大阪を視てきたんだ。なんとかなる!」と思った。

「とにかくやろう! やろう!」と、ここまではまだヨカッタ。

「どうせやるならヨガ道場もある店舗付き住宅を建てよう!」

……あーあー、なんと無謀で短絡的で未熟で恐ろしい「思いつき」だったのだろう。商売はまったくの素人で資金はほとんどない上、マンションのローンもまだ残っていたと言うのに……。1990年代半ばに差しかかっていた。

「森のくまさん」を輪唱しながら思いつきが現実に

今更「賃貸の店舗にしていたら」とか「商店街のなかにしていたら」などと言っても、タイムマシンがある訳じゃなし、当時に戻れるはずはないが、「戻れたとすれば……」と真剣に考え込んでしまうほど、あのときは人生最大の岐路だった。後戻りもやり直しも効かない中年に差しかかっていながら、「ちょいと待てよ」がなく、私たちはあまりにも簡単に「思いつき」に飛びついた。そして元来、能天気でプラス思考のシノザワと、思い立ったら気が済むまで突っ走る私は「なんとかなる精神」で、さっそくハウスメーカーを探した。その頃マスコミでは、新建材のホルムアルデヒドなどがアレルギーやガンの原因になるという「シックハウス症候群」が問題視され始めた頃だったので、環境や人体配慮で安全志向の高いハウスメーカーに限定し見つけたのが、A工務店だった。

A工務店は、国内産の杉を使う木造建築で、屋内に取り入れた外気を循環させる工法や、断熱材なども安全な物を使い、当時はエコロジーの先端をいくハウスメーカーだったが、店舗付き住宅の経験はほとんどなかった。営業のM氏に私たちの「想い」を伝えた。

「わかりました。皆で力を合わせて良い店を作りましょう」

こうして工務店が決定し、「思いつき」の現実化へ向かってさらに大きな一歩を踏み出した。次は土地探しだ。競合店のない隣町に的を絞り、数軒の不動産屋さんに依頼したが、資金が限られているのでそう簡単にはいかない。崖の下だったり地盤沈下する土地だったりと、物件を見に行っては期待と失望の連続だった。

「あるぅ日」と、なんの前触れもなく突然私が口ずさむ。「あるぅ日」とシノザワがすかさず追いかける。「森のなか」「森のなか」「くまさんに出合った」……不安になったりメゲそうになったら「森のくまさん」をふたりでよく輪唱した。現在も続いている「大丈夫だいじょうぶ。前向きに頑張ろう」の合図だ。

こうして1年後にようやく決まったのが、街や通りから奥まった住宅地の一角だ。「住宅地で大丈夫?」「いいのいいの、商店街や通り沿いなんてとても予算が足りないし、自然食を求める人はどんな僻地《へきち》でも探して行くものだから大丈夫」と断言しながらも、多少の不安はあったが、ヨガをするには落ち着いた良い環境で、その後住んでみるとご近所には人情味あふれるステキな人たちばかり。今でも本当にラッキーな土地に巡り合えて良かったと思っている。

どこもお金を貸してくれない!

さあいよいよ資金の調達だ。設計・見積りと順調に進み、幸いマンションも買い手がつき、ローンの完済と土地の購入費の一部に充てることができた。が、もう自己資金はまったく残っていない。借りなきゃならない金額は、建物の総工費の他、厨房機器・椅子テーブル・ショーケース・冷蔵庫・クーラーなど店舗用物品費や当初の運転資金である。締めまして約8千万円なり。とんでもない金額だ。どエライ金額だ。なのになにかを削ろうなどとは、まったく考えなかった。私たちの頭には「やれる!」「やるんだ!」「なんとかなる」しかなかった。

まずは住宅用の公的機関と、それぞれの親たちから少しずつだが借りることができた。しかし残りの予算にはまだまだ届かない。で、起業する者の味方、国民金融公庫に事業計画書や予算書を持って意気揚々と出かけた。「カクカクシカジカ……で世の中に貢献すべく頑張りますのでお金貸して下さい!!!」。1週間後「不可」の通知がきた。

「えっなんで?」

仕方なく少し金利は高いが、市民の味方の銀行に頼むことにした。ターゲットはシノザワが勤務している会社のメインバンクFT銀行だ。早速シノザワはFT銀行の副支店長さんに事情を話した。すると副支店長さんはなんと、「S産業の係長(当時)である篠澤さんでしたら3千万くらいは大丈夫ですよ。近いうちにゆっくりお話を伺いますのでお越し下さい」と快諾! 「さすがS産業のお局様のみならず、業界で知らない人はいないと言われてるシノザワちゃん♡」。「熱が冷めない内に」と数日後、FT銀行に出かけ、通された応接室でいざ勝負!! 事業計画を懸命に伝えた。

話し終わってふと見た支店長さんの眉間に縦じわが3本いや4～5本。副支店長さんのふくよかな頬はわずかに緊張のヒクヒクが……嫌な予感。1週間後「不可」の返事だ。

「あれだけシノザワを持ち上げといて、なんでぇ?」

めげずに他も当たってみたが、どこの銀行もやはり「不可」だった。

「なんでぇー? なにが悪いとぉー?」

最後にはA工務店の支店長さんが乗り出して、A工務店のメインバンクに相談しても、やはり「不可」。「そうでしょうよ。もう驚きもガッカリもしない。世の中の厳しさがとことん身に沁みましたよ」。素人・女性・未婚・共同経営者が他人同士・業種の将来性などど。不可の理由は色々考えられたが、とにかく完敗。「甘かった」の一言に尽きる。

……と、そこで夢の店舗付き住宅はきれいさっぱりあきらめ、賃貸へと一から出直せば良かったが、FT銀行の時点で「借りられる」と見込み、夢の店舗付き住宅は地鎮祭を経て、なんとすでに着工していたのだ。

工事はどんどん進んでいる。中止にするわけにはいかない。するとそこに、当初から私たちの「想い」に賛同し、一連の騒動を見守って下さっていたYさんが、なんと、残金のすべてを立て替えてくれると申し出て下さったのだ。しかも貸金業ではないので無金利で

!!　嘘のような本当の話だ。不謹慎だがなんとラッキーな私たちだろう。Yさんには足を向けては寝られない（もちろん、現在でも毎月、定額を返済し続けている）。「甘くはないぞ」と紆余曲折ながらも、決してあきらめない私たちの「想い」に、神様仏様ご先祖様が味方して下さったとしか思えなかった。

　こうして数ヶ月後、めでたい上棟式《じょうとうしき》の日を迎えた。合成の防腐剤や防虫剤不使用で、九州産の杉をふんだんに使ったエコロジーハウスの棟上《むねあ》げだ。

　魚屋さんを営んでいるシノザワの叔父さんからお祝いにいただいた大きな鯛が、ドーンと棟の中心に設《しつら》えた神棚に上がった。他に野菜、お酒、お塩、お餅……「あーっ大変。お米一升を忘れた!!　どうしよう」。まだ見ず知らずのお隣の太田さん宅に駆け込み「お米を貸して下さい」とお願いしたら、太田さんはご親切にお米どころか「お茶が足りないでしょう」と、お湯の入ったポットまで幾つか貸して下さったのだ。「こんなに親切な方がお隣で、私たちホントついとるよね」と感激しながら、それ以降は滞りなく食事会と神主さんによる神事を終え、待ちに待った餅まきのときがきた。

　建ち上がった棟の2階に登って見下ろすと、周りには餅を拾おうと黒山の人だかり!!

「わぁー嬉しい！　いつの間に？」。ヨガの生徒さんの栄子さん、それに由美ちゃんと夕子ちゃん姉妹のご一家も駆けつけて、手を振って下さっている。昨今、木造の家が少なくなり、しかもこの小さな町が北九州市のベッドタウンとして発展したのは遠い昔のことで、新築の餅まきはとても珍しいことのようだった。あっという間に用意していた紅白の餅はなくなりかけ、シノザワが慌てて近所のコンビニで飴玉を買ってきて、餅の代わりにまいたほどの大盛況だった。

こうして、多少の失敗はあったものの、たくさんの方々に祝福していただきご近所の方々のご親切にも触れ、上棟式は無事終わった。

そしてそれからさらに工事は進み2000年6月、夢の店舗付き住宅はようやく完成した。大きな建物の屋根には、太陽光発電。そして1階は23席のレストラン部分と10坪ほどのショップ部分。バリアフリーで木の香漂うエコロジー感あふれる店舗になった。2階はプライベート部分と18畳のヨガ道場。ヨガ道場の天井には杉の梁、壁には大きなミラー、そして床暖房。「夢のような思いつき」がついに「現実」になった瞬間だ。

しかし「現実」になったとは言え、それはあくまでも建物ができたというハード面だけ。この先はレストランとショップの開業と運営を目指して、身の程知らずの私たちを信用しお金を貸して下さった方々の善意に報いるためにも、一心不乱に頑張らねばと決意を新たにした。決起して早5年目という長い歳月が経っていた。

私たちも「本物」にならねば

この5年の間に私たちは、会社勤務・ヨガ講座・土地探し・金策・店舗付き住宅造りと同時進行で進めていたが、もうひとつ大切な仕事があった。店頭で販売する商品やレストランでの食材探しだ。

よく「自然食」と言えば、ワカメやシイタケなどの海の物・山の物とか、手作りの漬物や採れたて農産物などの総称と勘違いされるが、「自然食業界の自然食品」とは、同じ海産物でも防腐剤や着色料などの添加物を添加していないワカメやちりめんじゃこであったり、電気ではなく天日（おひさま）で干したシイタケや干し魚であったり、化学調味料を添加していない漬物・農薬をまいていない農産物のことを言い、海産物や漬物に限らずべての食品が、合成着色料・防腐剤・化学調味料・農薬などの、石油系でできた「不自然な物」が使われていないものである。読んで字の如し「自然の食べ物」である。同じ海産物や漬物でも「本当の自然の物」と「不自然な物」があるということだ。

私たちは徹底的に「本当の自然の物」を求めた。さらに当時ではほとんど聞き慣れない「マクロビオティック（長く元気に生きるための理論と方法）」通称「マクロビ」商品……血液を酸化させる上、腸にも負担をかけてしまう動物性食品は極力避け、オーガニック（無農薬有機農法）・無添加・玄米菜食・自然療法（ガンにはビワの葉・湿布には里芋粉・むくみには小豆粉……）用の食材の他、天然成分の洗剤・シャンプー・化粧品などの雑貨類……と、ヒトや自然環境に対して安全で信用できる商品を作っているメーカーや問屋を探して、仕入れの契約を結ぶこと。

これは東京や大阪廻りをしていたときに情報を集めており、交渉して数社と契約できた。なかには「自然食品店」という商売を、私たちがどれほど真剣に考えているのか、作文を書かせる気難しいメーカーもあった。資金調達でのトラウマがあり、未経験で素人の私たちに商品を出してもらえるのか心配したが、さすがに「本物」を作るメーカーは「本物」を伝えたい人間の想いを理解してくれて、無事契約にこぎつけることができた。業界ではナンバーワンのこだわりメーカーと言われている「オーサワジャパン株式会社」である。

「よかったヨカッタありがたい」

問題は米や野菜の生産者だ。「自分が生活している土地の食べ物が一番体に良い」というヨガや漢方の教えでもある「身土不二」の考えから、できるだけ地元や近県の生産者を探した。「無農薬無化学肥料の生産者は東京や大阪にもいる。福岡にいないはずはない」。

知人の紹介の他「直売所」などをあちこち視て聞いて廻ったが、「うん！　無農薬だよ」と言っておきながら「苗のときにたった1回（消毒薬を）まくだけやから」とオチがつく。胸を張っている相手に「そりゃあ無農薬じゃないでしょう！」とは面と向かって言えないので心のなかで叫ぶ。また、「うん有機栽培だよ」と言っておきながら、「農協が薦める○○（化学肥料）は使うけどね」って「そりゃあ本当の有機栽培じゃねえだろう！」のくり返しで、「農薬や化学肥料をまったく使っていない農産物は絶対にない」と言われ続けた。

現代でこそ、「無農薬・無化学肥料」をめざす生産者は少しずつ増えているが、当時は情報源も少なくなかなか見つからない。だからと言って私たちの店の根幹を成すべき生産物を「妥協」するわけにはいかなかった。

「完全無農薬無化学肥料の生産者、〝本物〟さんはどこにいるんだ？」

行き詰っていたある日、バイブルのように愛読している本『いのちを守る健康食入門』（西日本新聞社）を眺めていてフト閃いた。著者の医師安藤孫衛《あんどうまごえ》先生に電話をしてみようと。

一番最後の頁に、先生の連絡先も記載されているじゃないか。どうして今まで思いつかなかったんだろう。福岡県有機農業研究会会長（当時）の安藤先生ならきっとご存知のはず！

さっそく医院の休み時間を見計らって電話を入れた。「突然電話をかけてきた見ず知らずの読者に対して、安易に生産者を教えてくれるだろうか？」などとためらう余地などなかった。必死に説明しお願いした。

「ああイイよ。教えるよ」

なんとあっさり3人の生産者の連絡先を教えて下さった。

「3人の方に安藤先生のご紹介と言ってもよろしいでしょうか？」

「もちろんイイよ」

「ありがとうございます！！！」

こうして、ようやく「本物生産者」さんたちにたどり着くことができた。彼らに会い田畑を見学し、取引の承諾を得たときの感激はひとしお。「やったー！　やっぱり居るんだ。それ見たことか！」って誰に向かって言ってるのって？　そりゃあ「そんな生産者はいない。無農薬無化学肥料なんて無理」と言われ続けた5年間に向かってだ。

ひと口に「無農薬無化学肥料生産」と言っても、「自然農法」・「合鴨農法」・「循環農法」・

「EM農法」（本書118頁参照）……とさまざまである。

生産者の方々は、それぞれ大変な努力や工夫を重ねながら生産されている。虫・雑草・病気（作物の）との闘い。なかには生活を支えるために奥さんがパートに出ている方もいる。そうまでして彼らが作る農産物は、もちろん利益第一のための「商売品」ではない。昔ながらの本当の味や栄養価を守るために、自分の子供たちを安心な土地の上で育てるために、自身の体調を改善するために、大地や河川の汚染を防ぎ自然がどれだけ大切なのかを伝えるために……とさまざまな想いを胸に、頑張っておられるのだ。

添加すれば賞味期限が延びる防腐剤。まけば虫は死に草は枯れ土はやせ細るが、見た目には綺麗な農産物を作るための、農薬や化学肥料。どれも楽に大量生産ができ、利益もたくさん上がる。どれも発癌性物質なのに……。

合成添加物は使わない。化学肥料は使わない。減農薬でも低農薬でもない。この半端じゃない「本物」作りのメーカーや生産者の想いを、私たちはパイプ役になって伝えなければならない。ただ単に安心安全な物を仕入れて販売することや調理することだけに留まっていてはいけない。本物さんたちと出会って、彼らの根本にある「なんのための本物なのか」という想いを伝えなければ、自然食品を扱うことの意味がないことに気づいた。

そして「私たちも本物にならんといけん」と自分たちに言い聞かせた。口先や上辺だけではいけない。提供する私たちも、本物さんやその素晴らしい商品に負けないような本物にならなければ、世の中にどうして伝えることができるだろう。

ヨガの教えから学んだ「人として生きる道」のベストの方法は、「自然を敬い自然に寄り添い自然をいただく」ことであるという信念を、決して忘れることなくブレることなく実践し伝えていくこと。誰に対しても誠実で嘘偽りのない商売をやること。「あの店で提供される物なら安心。あのふたりから薦められる物なら信用できる」と言われるように成長すること。

決意も新たにようやく決まった仕入先。気づけば店のグランドオープンが数ヶ月後に迫っていた。

オープンはしたものの……甘かった

2000年6月、夢の店舗付き住宅完成と引越し、そして8月のグランドオープンまでの2ヶ月間は、後で振り返ると、それまでの人生の一生分と思えたほど、慌ただしく苦しい2ヶ月間だった。

公的機関への申請・営業試算・さまざまな書類の作成・ゴム印・名刺印刷・宣伝広告・調理器具や食器や事務機器の購入・スタッフの面接や勤務シフトの作成・仕入れ商品のリスト作り・発注・ポップ書き・その他諸々と、永遠に終わらないかのような、膨大な仕事の山また山。それなのになぜ2ヶ月しか準備期間がなかったかというと、あのとてつもない借金の返済がすでに始まっていたので、1日でも早く営業を開始し返済に充てたかったからだ。

そうして2000年8月、本物商品たちも入荷し、レストランとショップのスタッフも揃い、香旬市場はついにグランドオープンした。長い長い5年間だった。

夢の店舗付き住宅・自然食レストラン兼ショップのふたりオーナー。「やったー！ 始まった」と感激感涙のはずが、この2ヶ月間のなんだかんだナンダカンダで、ふたりは身も心もグッタリ、骨と皮のゲッソリ状態。ヨガ講師の面影はどこへやらの「疲れ切ったダブルおばさんズ」に成り果ててしまっていた。お祝いに駆けつけた友人たちも「おめでとう」という言葉を「ひっ」と飲み込み、「だっ大丈夫？」が先に出る始末。「夢が叶ってよかったね」と言われても心のなかで「とんでもない！　今からが始まりなのに」と素直に喜べるゆとりなどまったくなく、不安だらけのスタートだったのだ。

　そしてオープン後も、なんとまだ会社は退職できない状況のなか、ヨガ講座は休講状態なのに、仕事は雪だるま式に増えるばかり。朝5時に起き1時間半かけて通勤し、夜戻って店をスタッフから引き継ぎ、閉店後は精算や発注業務・スタッフからの営業日誌のチェックで「こんな問題が、あんな問題が」……。ペンを持ったままウトウトし「はっ！」とヨダレをこすって時計を見ると夜中の2時。隣りでは経理と総務担当のシノザワも、電卓を抱え書類の山の上に突っ伏して寝ている。

　まともに布団で寝られないまま、連日睡眠時間2〜3時間。最新式のバスルームに燦然《さんぜん》と輝くバスタブを横目にシャワーを浴びるのが精一杯。本来綺麗好きの私たちが掃除もできず、新居の真新しい香りが漂いながらも埃だらけの部屋で、ひたすらうつむいたまま仕事をし続けるという日々が、6月の新居生活スタートから店のグランドオープンを経て年明けまで続いた。

　途中年末には、ようやく私は会社を退職し、朝から店に出られるようになっていたのだが、シノザワはいつの間にか会社の大切なポジションに就いており、しかも店舗開業の件は内緒にしていたため、辞めるに辞められない状況だった。それに月々の借金返済の額を考えると、シノザワの安定収入は魅力だ。それでシノザワにはそのままOLを続けてもらい、当分の間私が店の管理をすることになっていた。しかし営業時間が午後9時までのため、閉店以降の仕事の量は一向に減らず、夜の仕事の状況は年明けまでずーっと変わらなかった。

真夏の暑さも秋のさわやかな気配も、10月と11月のそれぞれのバースデーの慶びも、冬のストーブのありがたさも、まったく感じられないままの半年間、身も心も一層ゲッソリ度は増し、髪はバサバサ手足はガサガサの悲惨な私たち。ヨガの講師で、美と健康を目的とする自然食品店のオーナーたちが、こんな状態で良いはずがなかった。見かねた両方の母親たちが、居住部分の掃除や店の応援に駆けつけてくれ、このときほど親の愛とありがたさを感じたことはない。

「この状況からいつ抜け出せるんだろうか？　まさか一生続くんじゃないだろうか？」

あの半年間の日々は、今思い出してもゾッとする。金輪際二度と経験したくない。夢の店舗付き住宅が、完成するまで「大変だった」と思っていた5年間など屁みたいなものだ。「開業し商いをする」ということがこんなにも大変なことだとは思いもよらなかった。しかしなぜこんなことになってしまったのか？　20年以上ＯＬをやってきて、社会人としてはベテランのつもりの私たちだったが、店のことではほとんどさばけなかった。つまり私たちは、机上の空論や理想論を振りかざす、1＋1＝2の典型的な事務屋でしかなかったのだ。この5年間建物や商品などハード面ばかり追い求めていた。

「企業対企業」の会社と違い、お客様という「人」を相手に、日々発生するさまざまな問題点や反省点への未熟な対応。料理のメニュー作りや味付けへの臨機応変さの欠如。賞味期限切れをお客様に指摘されるまで気づかない、在庫管理の稚拙さ。情けないが、ソフト面でのシミュレーションがまったくできていなかった。そもそも決起の時点から「商いをする」ということが、どういうことなのか、まったく理解していなかったことが、原因だった。

TV局がやって来た

オープンして間もない頃、裏側でのあの悲惨な状況のなか、表舞台の店頭ではお客様方のクチコミのおかげで、新聞やＴＶ局の取材が次々とやって来た。

読売新聞の地方面には、中年のＯＬ兼ヨガ講師のふたりが、仕事の傍ら店をオープンさせたことがよほどめずらしかったのか、「人に優しく、自然に感謝の自然食レストラン」の見出しにふたりの写真入りで、私たちの「想い」がしっかり反映された記事になっていた。嬉しさのあまり、駅の売店で10部も購入し、さらにカラーコピーまでして配った。

お祭り騒ぎだったのがローカルＴＶ局の取材。事前に取材依頼があった時点で、親兄弟や主な友人たちに報告するや否や上へ下への大騒ぎ。こちらではスタッフ共々「料理はなにを出そうか。なにを話そうか。なにを話せるのか」と右往左往。とりあえず「ふたりで出演しないと意味がない」ってことで、シノザワは会社に欠勤届けを出したが、ふたりとも例によってさばけない仕事の山のなか、なんとか料理の打ち合わせをしただけで、アッと言う間に緊張の本番当日がやってきた。なんの覚悟もないままライトが当たりディレクターさんの「ハイ！　本番スタート！」のかけ声。レポーター役の可愛いタレントさんが、試食しながら色々尋ねてくる。シノザワと、あ・うんの呼吸で必死に笑顔を作り、「いい歳なんだから落ち着け落ち着け」と自分に言い聞かせ約15分。長かったのか短かったのか、とにかく終わった。

「テレビに出た！　香旬市場が、私たちが！」

「エコロジーあふれる店舗・珍しい品揃え・動物性を一切使わないおもしろいメニュー……」という話題性はあった。しかし、大切な「想い」は伝わったんだろうか？　反芻する間もなく、録画撮り数日後の放送が終るか終らない内に電話が鳴り始めた。「見たよ」「良かったよ」と友人知人身内。そして「オタクへの行き方は？」「料理は他にどんな物が？」とお客様からのお問い合わせ！

「わぁースゴイ反響だ」と喜んだのも束の間、お客様はどーっと押し寄せたと思ったら数日でさーっと引いていった。反響は数日で終了。忙しいのでスタッフを増やした分、利益が全然出ない。その後も幾つかの新聞社やTV局が取材に来てくれたが、その度、数日間の「どー」っと来て「さー」っとの短い波で反響は終了。その貴重な「どー」の間に、新規のお客様がなんとかリピーターになって下さるようにと、アンケートご回答にプレゼント・ポイントカード・直筆のお礼状・新企画のご案内……あれやこれやと皆で知恵を出し合い頑張った。頑張ったがなぜだか利益は出なかった。

で、その代わりに押し寄せたのが、さまざまな業者さんや会員制販売グループや宗教関係の方たち。「○○さんの御紹介で」と言われれば無下《むげ》には断われず、午後9時の閉店後にお越しいただき、疲れきった体と今にも意識が遠のきそうな脳みそに鞭打ちながらお話を伺う。どこそこの塩・どこそこの健康茶・すごいサプリメント・すごい洗剤や化粧品・すごいパワーをお持ちの先生……。「仲間になりましょう。儲けて一緒にアメリカに行きましょう」などと次から次へとやって来た。

しかし私たちは、「ウチの方針は、ひとつの組織やメーカーや商品に的を絞って販売や活動するのではなく、本当に安心で良い商品や農産物をできるだけたくさん紹介することです。そして今の仕入先の厳選した商品で充分まかなえます」と丁重にお断りする。

「それなら最初から会わなきゃイイのに」と叱られそうだが、○○さんから「ホントに良い人だから一度会ってみて」などと強く言われれば断れない。商売とはどこまで人との「ご縁」を大切にしなければならないのか、果たしてそのことが「本当にご縁を大切にしていること」なのか、じっくり考える余裕もなくなっていた私たちはズルズルと会ってしまい、かえって相手を傷つけていたのかもしれない。

こうしてグランドオープンから怒濤の数ヶ月間、寝不足な上仕事は山積みなのに、表舞台でも貴重な時間を無駄に使い、自分で自分の首を絞めながら、利益が出ないまま私たちの判断力はどんどん落ちていった。

自転車操業ってこれかぁ

2001年正月、店のオープン以来初めての連休をもらい、ようやくひと息つくことができた。夜は布団で眠り、入浴はバスタブに浸かり、部屋の掃除もできる。そんな日常の些細なことがどんなにありがたいことか身に沁みた。

しかし、この「二度と経験したくない半年間」に作ってしまった、「いつまでも日常の仕事に追われ続けている状況」のせいで、決起したときの「『世の中大変なことになっている、なんとかせんと』の想いを具体化するための仕事ができていない」という、理想と現実のギャップを軌道修正するには、ふたりともまだ判断力も気力も湧くような心のゆとりはなく、朝がきて夜がきての繰り返しは変わらなかった。

今振り返れば、素人のおばさんふたりが手探りで開業して1年も経たないうちから「眠る時間がない」だの「利益が出ない」だのと落ち込むこと自体甘く、焦らずドーンと構えていれば良かったのだが、容赦なくどんどん引き落とされる多額のローンは気力を萎えさせ、その後も2月3月と月日だけが過ぎていった。

もともと運転資金など皆無の状態からの出発なので、ローンの支払いの他、仕入れ・人件費・諸経費……と私の退職金は一瞬で消え、何ヶ月経っても「売上は経費に、売上は経費に」の繰り返しに、「自転車操業ってこれかぁ」と妙に感心しながら綱渡りの日々。利益は上がっていないのに忙しいという魔のスパイラルにはまり込んで「お金を貸してくれなかった国民金融公庫も銀行も正しかったなぁ」とこれまた感心。ホント甘い甘い世間知らずの自分たちを思い知らされたものだ。

それでもどうにかこうにか香旬市場が1周年を迎える頃には、時間のゆとりだけはでき始めていた。そして、1年近く休講していたヨガもようやく新道場での再開にこぎつけ、昔ながらの生徒さんたちが戻って来てくれていた。ふたり共忙しさにかまけて、長い間ヨガの実技をサボっていたが、講座を再開するとみるみる体も心も回復した。

健全な心身を保っていないと、なにもかもが上手くいかないということを、とことん思い知らされ、改めてヨガの素晴らしさを再認識したのだった。

さらにその頃、欧米のセレブスターやモデルさんたちが、ヨガで美容と健康づくりをしているとさまざまなメディアで紹介され、第二のヨガブーム（第一ヨガブームは1980

年代）が訪れていた。私たちの講座も満員御礼で、キャンセル待ちが出るほどの賑わい。あのオウム真理教事件のときにバッシングを受けたことが、幻だったかのような信じられない状況になっていた。

そんなヨガ講座の明るい展望のなかで、店の方は相変わらずの赤字続きだったが、「焦らず決して無理をせず流れに任せていこう」と頭を切り替えた私は、店頭でお客様にレシピや商品の説明をしたり、レジを打ちながらお客様の身の上話を聴かせていただいたりと、実は苦手だった接客が、いつのまにか楽しいひとときになり喜びすら感じるようになっていた。ようやく心にもゆとりができたんだろう。

そしてあるときフッと我に返って気がついた。私たちの「想い」はどこへいってしまったんだ？　朝がきて夜がきての連日の忙しさと、売上は経費に売上は経費にと利益のまったく見えない自転車操業を理由に、やるべきことをなにもやっていない。「なんとかせんと……の想いを具体化すること」を先延ばしにして、ズルズルと月日だけが過ぎてしまった。「なぜこの店が在るのか？　なぜ自然食が必要なのか？」。目の前のスタッフたちにすら伝えきれていないじゃないか。

「想い」と「現実」とのギャップをようやく軌道修正すべきときがきた！

赤字でもやることとやろう

2001年10月「テラちゃん新聞」創刊。「想い」を具体的に表現し伝える手段は「そりゃぁまずは新聞でしょう」だ。A4用紙の小さな新聞だが、催事の案内・旬の野菜・有機農業生産者紹介・暦の話など盛り沢山の内容で、「テラちゃんのひとりごと」のコーナーではその時々の世事に対する想いの丈をぶつけた。あえて親しみやすい下手な直筆で書き続け、しばらくするとありがたいことに、お客様の方から「今月の新聞できた?」と催促して下さるまでになった。そうしてたくさんの方々に香旬市場のコンセプトを理解していただき、「想い」を伝える手段のひとつとして確立できたのだった。

ある日シノザワが「タマには新鮮な野菜が食べたい」とぼそっと言った。

野菜の店頭販売は、一般の野菜に比べて価格が高すぎて敬遠され、レストランでも使い切れずに売れ残っては廃棄の連続。本当に廃棄するのではなく、もちろん全部私たちの口に入るのだが、いくら無農薬とは言え、売れ残りのしんなり野菜の連続に、シノザワの堪忍袋の緒が切れた。

実は野菜だけではなく、豆腐・卵・菓子・調味料……と私たちが食べるのは賞味期限切れの物ばかり。いくら廃棄した物と言っても、仕入れたんだから翌月には支払いが待っている。つまりシノザワは、私の売上に対する仕入れのバランスの悪さに怒ったのだ。

このことは赤字の大きな原因のひとつだった。ご承知のように自然食品は、一般のスーパーなどに出回っている食品と比べると、原材料にこだわり、添加物や化学調味料なども使用していない上、大量生産ができないので、当然原価が高いし販売価格も高い。とは言っても、利益率を一般メーカーと同様にすると、とんでもない販売価格になってしまう。自然食メーカーはこれでも販売価格をかなり抑えているのだ。なので、自然食品は利益が極端に少ない。2割・1割などザラである。100円の販売価格の物が80円や90円という仕入れ値で入っているのだ。しかも、賞味期限が比較的短いときている。「商売」としてはとてもやってられない世界である。しかし、香旬市場だけではない。自然食のメーカーも問屋も販売店も「想い」を胸にみんな頑張っている。創意工夫していかないと……。

「賞味期限の短い生鮮品や野菜の仕入れは極力抑えよう。効率よく客注を取り、その数プラスαの仕入れ数にしよう」と反省するのだが、なかなか上手くいかず私たちの冷蔵庫はいつも廃棄商品でギュウギュウ詰め。今思えば、売上と仕入れのバランスなど、販売ノウハウの「イロハのイ」とも言えることなのに、なんの勉強もせず机上の空論だけで始めたノー天気な私たちは、仕入れ業務に限らず何度も失敗を繰り返してやっと気づくことばかりで、どれだけの資金を無駄にしたことだろう。

レストランでの野菜料理は「やはり一般の野菜とは味が違う」と、大変に好評だった。しかし、パセリやクレソンやレモンなどの添え野菜はほとんど残され、生ゴミ処理機ゆき。「彼らも、苦労して育てられた無農薬無化学肥料野菜で栄養価も高いのに可哀想。食べてもらえれば美味しいんだけどなぁ」と胸が痛んだ。廃棄を出さずに効率良く、香旬市場の野菜をできるだけ多くの人に知ってもらい食べてもらうにはどうしたらいいのか考えた。

そうして2004年春、「野菜ファンクラブ」発足。会員制でひと月に2回の「お野菜おまかせセット」の販売を始めた。無農薬無化学肥料の安全性もさることながら、なんと言っても濃厚で美味しい!! 栄養価も高い。そりゃあ価格も高いが、ひとりでも多くの方々に知っていただくため利益ギリギリでの販売。本当に自然の旬の野菜の旨みを味わっていただけるし、生産者のご苦労も知っていただける。「テラちゃん新聞」発行に続き、生産者と消費者とのパイプ役、野菜と消費者とのパイプ役として本来私たちの成すべきことが、ようやくカタチになり始めた。

しかし、仕入れを調整し廃棄率が格段に減ったとは言え、そう簡単には赤字は回復せず、相変わらず自転車をせっせと漕ぎ続けている状況だった。

悔しいけれど涙をのんで

「よっしゃ！　レストランを止めよう」

理由はふたつ。店のオープンからまる4年、自慢じゃないが一度も黒字になったことがない。赤字を回復させるには、思い切ったダイエットをしなければもう店はもたない。レストランにかかる経費や人件費は大きい。「メニューの値上げをしたら？」という意見もあった。もともと地域性を考慮して、価格をコストギリギリに設定したことも失敗だったが、この期に及んで今更値上げしたところで焼け石に水の状況だ。

もうひとつの理由は、ショップでの販売業務や接客業務の他に、メーカーや生産者とのコンタクト、商品の知識や自然食や農業などに関する学習、そしてそれらを発信していくこと……と、本来私たちがやりたかったことがほとんどおざなりになっていて、新聞発行だけで精一杯。しかもせっかく書き始めたテラちゃん新聞も一方的に発信するだけで、読んで下さった方々のご意見やご感想を伺ったりすることも、ほとんどできていなかった。お客様とキャッチボールができる店作りを目指していたはずなのに、レストランにかかる仕事の負担が邪魔をしていた。厨房専任のスタッフが居るとは言え、日々の献立の決定・材料の仕入れ・仕込み・味見・洗い物・衛生管理など、すべてにおいて目を行き渡らせておく責任が私にはあった。レストランをするということは、本当に大変な仕事だ。片手間にはできない。

「レストランを止めようと思います」と周りに打診すると、「なんとか存続を」とのご希望が多く、「肉や魚を使ったら?」「コスト削減に減農薬野菜で妥協したら?」云々とたくさんのご意見もあった。しかし妥協すれば香旬市場の名がすたる。大借金までして起業したのは、動物性でも減農薬でも良かったからではない。「人や環境の健全な存続」という視点で見ると、「それでは駄目」なのである。地方のちっぽけな店一軒。

「こんな頑固な店が、ひとつくらいあってもいいよね」

「妥協できないんだから、レストランを止める以外に道はない」

私たちの結論だった。

それに、「本当の自然食ってこんなに美味しいんですよ。動物性の食材がなくても、こんなにバラエティ豊かな料理ができるんですよ」ということは、この4年間食事を提供しながら充分伝えることができたんだから、思い残すことはない。

これからは、身も心もゆとりを持って、お客様お一人おひとりとゆっくり向き合いながら伝えていきたい。「なぜ自然食なのか？　なぜ無農薬が大切なのか？　無添加って？」とか「生活習慣病だけではなく難病でも、食事で予防や改善ができる」ことなどもっと本質に迫った情報を、多くの人々に伝えていきたい。そしてさらに、ヨガの講師として培った知識を駆使して健康相談も受け賜りたい。

もともと商才がないのに、やれ「利益だなんだ」とあくせくアクセク目くじらを立ててばかりで、大切な「想い」を潰しかけていた。危ないアブナイ。なんのための夢の店舗付き住宅だったんだ？　「想い」という頭でっかちなだけの私たちだが、「それを貫かんとどうするね」「同じ赤字なら恐れずにやることやらんとね」と開き直った。決してキレイ事ではなく「私たちがやりたいことをやる」ということだ。「赤字はその内に解消するよ」。

もちろん利益を生まなければ生活していけないし、ローンの返済もできないのだけれど、農産物も含めてどんなに安心で素晴らしい商品とは言え、やたらと押しつけることもしたくない。お客様との雑談や対話のなかから、お客様ご自身やご家族、またその生活環境の「健康」に繋がることのお役に立ちながら、利益を生んでいくことの方が私たちの性分に合っている。「数字を必死に追いかけるよりも、焦らず急がずのんびりと、対話を心がけてやっていこう」。

こうして香旬市場はオープンから4年目、ありがたいブーイングの嵐のなか、レストランを無期限休止。ショップのみを残し、「お食事や商品を売ってひたすら利益を追い求めてあくせくしていた店」から、「人や自然のための『健康を売る店』」として生まれ変わった。

神様はいる！　宝くじが当たった

神様はいるのか？　いないのか？　それは証明することはできない。

しかし私は「いらっしゃる」と信じている。見られているというか見守って下さっていると思えば、悪いことや卑怯なことはできない。逆に謙虚に穏やかに過ごせる。たとえ残念な出来事が起きても、「自分がまいた種で自分がこの状況を引き寄せてしまったんだ」とか「修行せよ」ってことなんだとあきらめもつくし、グズグズせず前向きに解決もできる。日本人は古来より、山にも海にも田んぼにも家のトイレにもそれぞれに神様がおられると謙虚にお祀りしてきた民族だ。私たちもそれを見習い、あのバブルがはじけてドーンと突き落とされた頃から、神棚をお祀りし、毎月1日と15日には地元の神社（氏神様）へ参拝に行っている。この土地で無事に住まわせていただいている感謝の気持ちを伝えたり、現状を報告したり、たまにはグチってみたり……。

不思議で感動的な出来事があった。レストランを止め「新しい経営方針でなんとか頑張っていかなければ」と気を張って、まだまだ心身ともにキツかった頃、ほぼ毎日のように惣社宮《そうじゃぐう》という氏神様に通っていたのだが、行く度に境内《けいだい》の片隅の同じ場所に、タバコの吸殻が10本以上も落ちているのだ。まだ社務所が開かない早朝の木漏れ日と小鳥のさえずりのなかに、似つかわしくないたくさんの吸殻。目に入ると気になって無視して帰るわけにもいかず、全部拾っては横のゴミ箱に捨てるという日々が半月ほど続いた。その間神社だけではなく、香旬市場の周りでも歩いている道端でも、特に気にしているわけでもないのに、落ちているゴミが目に入ってしまい、これまた無視することができずに拾い続けていた。ところが不思議なことにある日突然、あれほど目についていた神社の吸殻もゆきずりのゴミも、嘘のように見当たらなくなったのだ。私の前から一切のゴミがなくなった。

「神様が私を試してたんだろうか？　で、お試し期間が終了したんだろうか？　合格でしょうか？」などとたわいもないことを思いつつも、「来月の支払いができない。あと13万円足りない」と自転車操業は相変わらずのある日、ネコのエサを買いに行ったスーパーの駐車場で、車を降りた途端に目に飛び込んできた宝くじ屋さんの看板と、脳裏にハッキリと映った779の数字！　そのまま引き寄せられるように買ったナンバーズ3。翌日の新聞で確認した779の数字と当選金額12万9千〇〇〇円！

何千万でも何億でもなく、資金不足の13万をほぼ補うだけの12万9千円という額の驚きとありがたさは、とても言葉では表現できない。シノザワと手を取り合って狂気乱舞。

「偶然だ」とか「たまたまだ」とか唯物論者《ゆいぶつろんしゃ》は言うだろう。どうぞ勝手におっしゃって下さいな。私たちは確信した。これが神様の仕業《しわざ》でなければなんだというのだろうか。しかし宝くじ当選が、数千万や数億じゃないところが憎いぜ神様。「不思議」の次元を超え、単純に「神様はいる」どころの話ではない。決して甘くはないが「見守って下さっているんですね」と確信したのだ。そうして、換金の期日がやってきて、ふたりで即銀行へ飛んで行ったのは言うまでもない。

たかが13万されど13万。このわずかな13万円が払えないほどしんどかった私たちだったが、この宝くじ当選をきっかけに、「一生懸命にまっとうな生き方をしていれば大丈夫だいじょうぶ」と心の息を吹き返したのだった。

ありがとうございます

「ありがとうございます」という言葉を、人は1日に何度口にするだろう。不思議なことに、植物だけではない、感情があるとは思えない水などに「ありがとう」と声をかけると、とてもキレイな細胞や結晶に変化するという資料を読んだ。そんなすごいオーラを振りまく言葉「ありがとうございます」を日々何度も言える今の立場が、本当にありがたいことだ。子供時代・学生時代・OL時代・結婚時代と振り返ってみても、心の底から「ありがとうございます」を伝えたことがどれほどあっただろうか？　伝えるどころか周りの善意に気づくことすらなく、傲慢に生きていた時代だった。

店の創業から早16年が過ぎた。レストランを無期限休止にして以来、宝くじ当選から起死回生し、充実した楽しい日々を送っている。思い返せば、なにもかも思うようにいかず、「キツイ辛い」と目は三角、口は「へ」の字のオープン当初。スタッフから「オーナー笑顔がありませんよ。スマイルスマイル」と励まされ、開き直って形ばかりの笑顔を作り、裏ではあのボロボロの泣きべそばかりの日々が幻だったかのよう。二度とあのときのような経験はしない、同じ失敗はしないという強い意志でやってきた。

今では、お客様から心を開いて話しかけて下さるようになり、会話がはずむ毎日。自然とあふれる笑顔。似合わないエプロンを着て泥つきの人参や大根に「農薬をかけられずに美味しい肥料で育ててもらって良かったね」などと話しかけながら洗う幸せ。そんな野菜を選んで下さるお客様への感謝。化学調味料の変な味がしないお菓子。特に大好物の「柿ピー」を食べたときの幸せ感ったらない。質素ながらも、無添加の調味料で作った料理を長年ずっといただいた身体の歓びも大きい。

「えっ？　経営状態はどうかって？」……恥ずかしながら相変わらず厳しい。レストランを無期限休止にしただけでは間に合わず、相変わらず商品の在庫を減らし仕入額を抑え細々とやっている状況だ。しかし、店は回っている。生活も人並みにできている。仕入れ先への支払いもスタッフの給料も、これまで遅れることなく支払ってきた（スタッフはひとりずつ卒業してゆき、現在はゼロである）。1990年代から長く続いた不況のなかで、経営学などなにもわからず未熟者の私たちが、「想いを伝えること」と「真心」だけでこうして16年以上も営業してこられたことは、まさに神がかりというか、奇跡としか言いようがない。本当に不思議でありがたい。

もちろんヨガ講座も続いている。なんと言っても「原点のヨガ」だ。いつの間にやら25周年。これまた素敵な生徒さんたちが通って来て下さって、この生徒さんたちと会えるヨガ講座もまた、私たちの心の拠り所であり自己啓発の場でもある。あの悲惨な「ダブルおばさんズ」状態から見事復活し、もう既に老齢期に差し掛かっているとは言え、それなりの美？　と健康はしっかり保っている!!　つもりだ。日々お天道様に向かっての朝ヨガと、身もココロもホッとする食材に囲まれていれば当たり前。

相棒のシノザワは、なんと！　いまだにS産業に勤めており、もちろん相当磨きのかかった厳しい？　化石的存在として会社に君臨している。レストランを無期限休止し、スタッフが減った分、退職して店に入ることを何度も考えたが、やはり「安定収入ありがたや」で頑張って勤めてきた。もちろん今では、彼女が「香旬市場」を経営していることを承知している会社側も、まだ彼女を手放すわけにはいかないようだ。香旬市場では、会社が休日の土曜日などにチョロチョロしている「もうひとりの陰のオーナー」として、ヨガ講座ではなぜか「優しい篠澤先生」として、私にとっては、たとえ「エプロンが似合わん」とけなされようが、「運命共同体」として大切な相棒である。やはり、もうそろそろオバさんふたりで、店に立ちたいものだ。

そしてそして！　改めまして、お客様・生徒さん・家族・友達・通り過ぎていったスタッフ・ネコたち・神様・仏様・ご先祖様・お天道様……一から十までなにもかも皆々様のお陰です。本当にありがとうございます。これからもヨガの精神を忘れず「人と地球の健康と幸福」、そして「ありがとうございます」を心の底から伝えていく所存でございます。

エピローグ

月日が経てば当たり前だが、ふたりともどんどんどんどん歳をとって孫がいてもおかしくない年代になった。でもオバさんふたりの大冒険は続いている。そりゃぁ守りの態勢で日々楽に過ごしたい誘惑もある。しかしどんな些細な「想い」でもどんなに小さな「夢」でも持ち続けたい。

「想い」は通じるものだ。「夢」は叶うものだ。現実になるものだ。「どうせ夢だもん」と夢は夢で終わらせるのか？　それとも山アリ谷アリ苦難を乗り越えて、夢を現実にするのか？　そりゃあ限られた人生だ。後者の達成感を味わう方が良いに決まってる。夢を現実にできた自分を想像してみよう。どんなに幸せな私だろう。そして、そこに行き着くまで一生懸命頑張った自分が、どんなに愛おしく思えるだろう。勇気を持って一歩踏み出し、前に前に「前向き思考」を忘れず、「信念の想い」や「志」から決して目を逸らさずに。決して否定的にならずに。もしもネガティブな気持ちが芽生えそうになったら、パッと心の目を方向転換して「森のくまさん」でも歌いながら楽しいことだけを考えよう。

「真心」があれば必ず大勢の人たちが味方してくれるし、「誠実」があれば神様も仏様もご先祖様も異空間からきっと「見守りオーラ」を出して下さる。「笑顔」があればこれまた不思議と良いことが増えるし、謙虚に謙虚に「感謝」を忘れなければすべて上手くいく。

そして「探している」と思っていた幸福は、とっくに目の前にブラ下がっていたことに気がつく。ひょいと掴んで「な～んだ。私ってとっくに幸せだったんだ」と。

出会いと別れ、過去の出来事も現在の出来事も、キツイことばかりだけど、「神様から成長するために与えられたテストだ」と思えば、これもまたありがたく幸せ。

な～んて偉そうなことを言ってるが、ヨガと出合い今日まで四半世紀もかけて学び実感したことだ。

そんなこんなで、大勢の皆様に支えられながら、相棒のシノザワと伴に「ヨガヨガ人生」をまっしぐらに歩み続けてひと区切り。でも満足している場合じゃない。世の中は20年前の予想通りの「病気大国」に至ってしまっている。やはりちっぽけな私たちの力は及ばないのか？

うーん……そうだ！　本を書こう。私たちの想いを今度は本に託そう。たくさんの人たちに知ってもらおう！　そうだそうだ！

「夢を現実に」と、ヨガヨガ人生をまたまた一歩踏み出したのだ。

あとがき

私たちの住む星、地球ができたのは今から四十六億年前のことです。ジュラ紀、いわゆる恐竜時代は一億九九六〇万年前で、恐竜たちは五〇〇〇万年も繁栄したのですが、ホモサピエンス（人間）は誕生してまだ二五〇万年にすぎません。とは言っても、この二五〇万年の間ホモサピエンスが生き残ってきた理由は、攻撃的であったからといわれています。しかし、長い間の闘い（攻撃）からさらに世界統一を成し得た頃から、本来人間が持ち合わせている道徳心や協調性に目覚め、その精神を守ってきたからこそ、ここまで生き残ったのではないかとも思われます。

ホモサピエンスとは「知恵のある人」という意味です。この知恵を使い、この先いったいどこまでホモサピエンス時代を続けることができるのか、遺伝子をどこまできちんとバトンタッチすることができるのか。人の一生は限られています。この限られた一生の中で、人は何を残すことができるのでしょうか？　これからの環境の変化に対応しながら、生きるための知恵や正しい生き方を渡せるリレーに、ひとりでも多くの人々が参加し、より良い棲家（地球）を守ることが私たちの役割りなのかもしれません。そして、地球上のすべてをより良く守っていけることを願います。日本人も古来より持ち合わせた礼節を忘れることなく、おごり高ぶらず、愛にあふれた行動こそが、争いや犯罪をなくすはずです。

本書は地球と子孫を守る術を記しています。深慮を重ね創られた本書ではありますが、一人ひとり顔かたちが違うように、考え方も違います。すべての人に賛同を求めることはできません。しかし多くの方々が本書を読まれ、地球をそして自分を、隣人を、愛おしく思っていただければと願っています。

最後に、約三十年の間岡本侑子と伴に面白い人生を体験できたことに感謝します。人が生きている間に経験できることは限られていますが、ふたり分の人生体験にちょっと得した気分です。自作のCDを作って皆に感動を与えたり、今回のように書籍を出版したり、私だけではこんなに面白い人生は歩めなかったと思います。あとどれくらいこの美しい星にいられるかはわかりませんが、まだまだ楽しみな人生が残っています。

さぁ！　みなさんも面白いドラマを思いっきり描いてわくわくの人生を歩み、美しい地球を子孫に残そうではありませんか。

けんこうヨガマイマイクラブ講師
香旬市場オーナー
篠澤　瑤

岡本侑子（おかもと・ゆうこ）
1956 年生まれ。福岡県北九州市出身。
1991 年 5 月「けんこうヨガマイマイクラブ」開講、篠澤瑤と共同主宰。2000 年 8 月「香旬市場」創業（店長）。

篠澤　瑤（しのざわ・よう）
1954 年生まれ。福岡県直方市出身。
1991 年 5 月「けんこうヨガマイマイクラブ」開講、岡本侑子と共同主宰。2000 年 8 月「香旬市場」創業（オーナー）。

ポーズの前《まえ》にこころのヨガを
ヨガは天《そら》のめぐみ

■

2016年9月23日　第 1 刷発行

■

著者　岡本　侑子
発行者　杉本　雅子
発行所　有限会社海鳥社
〒812-0023 福岡市博多区奈良屋町13番4号
電話092(272)0120　FAX092(272)0121
http://www.kaichosha-f.co.jp
印刷・製本　九州コンピュータ印刷
ISBN978-4-87415-983-5
［定価は表紙カバーに表示］